Bewegliche Gelenke

Dr. med. Klaus Karsch
Rolf Bickelhaupt

Bewegliche Gelenke

Einfache Heilgriffe aus der Volksmedizin

Skribben
das Erfolgskonzept

Mit einem Beitrag von
Elisabeth Karsch

at VERLAG

»Ein vernünftiger Mensch muss es verstehen, sich bei Krankheitsfällen durch eigene Kenntnisse zu helfen, wohl wissend, dass für die Menschen die Gesundheit das wertvollste Gut ist.«

HIPPOKRATES (460–375 v. Chr.)

Der Inhalt dieses Buches wurde sorgfältig geprüft. Dennoch lehnen Autoren und Verlag jegliche Haftung für allfällige Schäden, die sich aus dem Gebrauch oder Missbrauch der hier vorgestellten Informationen ergeben können, ab. Die in diesem Buch vorgestellten Behandlungsmöglichkeiten sollen nicht eine ärztliche oder heilpraktische Therapie ersetzen.

Aus Gründen der leichteren Lesbarkeit wird in diesem Buch bei personenbezogenen Substantiven und Pronomen meist die männliche Sprachform verwendet. Dies impliziert keine Benachteiligung des weiblichen Geschlechts, sondern soll im Sinne der sprachlichen Vereinfachung als geschlechtsneutral zu verstehen sein.

INHALT

Heilen mit dem Wissen der Vorfahren

»Skribben« ist eine Gelenkmobilisation zur Behandlung von Schmerzen und Bewegungseinschränkungen an allen Gelenken wie auch an der Wirbelsäule. Durch die Mobilisation der Sehnen beeinflusst sie sowohl die Stellung der knöchernen Gelenkanteile wie auch Verspannungen der umliegenden Bindegewebsstrukturen. Die Bezeichnung »Skribben« ist eine Wortschöpfung von Autor Dr. med. Klaus Karsch (mehr dazu auf Seite 60).

Die Schulmedizin, so wie wir sie heute kennen, besteht seit etwa der zweiten Hälfte des 19. Jahrhunderts. Doch auch schon zuvor benötigte die Bevölkerung das Wissen und die Erfahrung von Fachleuten, um die durch harte körperliche Arbeit verursachten Schmerzen des Bewegungsapparates zu lindern. Das waren über Jahrtausende hinweg und insbesondere im ländlichen Alpenraum die von der Bevölkerung so genannten Knochendoktoren, Knochenbrecher, Knochenheiler und Sehnensetzer. Von Generation zu Generation haben sie ihr Heilwissen innerhalb der Familien weitergegeben. Von eben dieser »Disziplin der Knochendoktoren« handelt das vorliegende Buch.

Um sich mit dem Wissen der überlieferten alpenländischen Medizin vertraut zu machen, unternahm Klaus Karsch Ende der 1970er Jahre eine zweijährige ethnomedizinische Wanderung durch die Alpenregion. Dabei entdeckte er eine Menge an alten Heilverfahren und Rezepten und stieß auch auf die Methode der Gelenkmobilisation der Laienheiler. Auf der Grundlage dieses reichen Erfahrungsschatzes entwickelte er die Methode der Knochendoktoren weiter, um sie für die heutige Zeit nutzbar zu machen und in seiner eigenen Arztpraxis anzuwenden. Die Technik des »Skribben«, die Klaus Karsch seit mittlerweile rund vierzig Jahren mit oft verblüffenden Erfolgen einsetzt und unterrichtet, zeichnet sich – damals wie heute – durch Einfachheit und Effektivität aus. Schmerzen können binnen kürzester Zeit genommen werden. Die Technik ist sowohl für Fachleute wie für Laien innerhalb von wenigen Tagen erlernbar und anwendbar (mehr dazu auf Seite 129).

Damit richtet sich dieses Buch nicht nur an Fachkräfte, sondern an alle, die zum Beispiel in der Familie oder im Freundes- und Bekanntenkreis ihren Liebsten helfen möchten. Es ist Laienmedizin im besten Sinne.

»Ich hebe den Heilschatz der Berge.«

1

Über das Leben des »Bergdoktors« Klaus Karsch
Aufgezeichnet von Rolf Bickelhaupt

EINLEITUNG

Was veranlasst einen jungen, aus dem Allgäu stammenden Arzt, von heute auf morgen seinen Beruf als Assistenzarzt hinzuschmeißen, um zwei Jahre lang quer durch die Alpen und durch den Apennin zu wandern? Eine Wanderung, die ihn, wie er sagt, zu »Heilern, Kräuterkundigen, Knochenbrechen und Stallknechten sowie in gute und schlechte Gasthäuser« führte. Zu dieser Frage gibt am besten die Vita eben jenes Mannes Auskunft, der die Menschen auf den Almen und in den Tälern besucht hat, um mehr über ihr traditionelles Heilwissen zu erfahren.

Um diese Lebensgeschichte aufzuschreiben, also mehr über sein Leben, sein Wirken und Tun zu erfahren, sitze ich an drei schönen Sommertagen des Jahres 2017 im idyllischen Garten des Anwesens des Arztes Dr. Klaus Karsch und seiner Frau Elisabeth im Ostallgäuer Baisweil.

Kennengelernt hatte ich das Allgäuer Urgestein rund zwei Jahre zuvor, als ich ihn für das österreichische Magazin *gesund & glücklich* interviewen durfte. Im Laufe der Zeit gab es einige Begegnungen. Man sprach über dieses und jenes, philosophierte über das eine oder andere und ließ es sich bei Allgäuer Kost und Bier gutgehen. Wie vielleicht bekannt, entsteht vieles gerade dann, wenn bei freiem Palaver ein süffiges Getränk auf dem Tisch steht. So ist auch die Idee zu diesem Buch entstanden. Mit Stift in der Hand und Papier auf dem Tisch lauschte ich den Worten von Dr. Klaus Karsch und erfuhr die Geschichte, die ich im Folgenden wiedergebe.

Was veranlasst einen jungen, aus dem Allgäu stammenden Arzt, von heute auf morgen seinen Beruf als Assistenzarzt hinzuschmeißen?

Man schrieb das Jahr 1978: Klaus Karsch arbeitete in diesem Jahr als Assistenzarzt im Drei-Schicht-Betrieb an der II. Medizinischen Klinik des Stadtkrankenhauses Offenbach am Main. Der Schwerpunkt seines dortigen

»Alles ist EINS.
Die holistische Medizin auszuüben, war daher mein Ziel.«

praktischen Dienstes lag in der Intensivmedizin. Während dieser Tätigkeit erlebte Klaus Karsch 1979 drei ungewöhnliche Ereignisse, die für ihn die Initialzündung waren, zwei Jahre lang auf Wanderschaft zu gehen.

Das erste Erlebnis: Er war gerade mit seinem VW-Käfer im benachbarten Frankfurt unterwegs, als er mitten auf der Konstabler Wache, einer stark frequentierten Straßenkreuzung, – »unter Lebensgefahr«, wie er betont – abrupt bremste und ausstieg, um einen hilflos auf dem Gehsteig liegenden Mann aufzuheben, an eine Hauswand zu lehnen und so lange festzuhalten, bis er wieder im Besitz seiner körperlichen Kräfte war.

Das zweite Erlebnis: An einem schönen Tag bewunderte er, ebenfalls in Frankfurt, »zusammen mit Mäusen, Eichhörnchen und Sonnenblumen« ein für ihn beeindruckendes Naturschauspiel: Die Sonne ging am Horizont auf, »so leuchtend und ergreifend, wie ich es noch nie erlebt hatte. In die strahlende Sonne schauend, überfiel mich der Gedanke, in den Alpen auf Wanderschaft zu gehen, wenn auch nur für wenige Wochen.«

Das dritte Erlebnis: Und schließlich sagte ein anerkannter Lehrer aus den USA, der in den Niederlanden wohnte und in der Frankfurter Szene der 68er-Bewegung aktiv war, dem jungen Arzt voraus, dass er über die Alpen wandern würde, und zwar von Ost nach West. »Wohl für einige Wochen?«, fragte darauf Klaus Karsch zurück. Worauf der Mann mit Sinti-Wurzeln erwiderte und prophezeite, dass es zwei lange Jahre sein würden. »Diese Begegnung war es schließlich, die mein Leben grundlegend verändert hat«, erinnert sich heute der Arzt an dieses Treffen.

Schon während seiner Tätigkeit als Assistenzarzt in Offenbach waren die Gedanken von Klaus Karsch geprägt von Zweifeln an der reinen »Apparatemedizin«, auch wenn er seinerzeit ein »richtiger Doktor« – wie er es nannte – werden wollte. Für ihn war schon damals klar, dass der Mensch nicht auf seine Organe reduziert werden darf, sondern ein beseeltes Wesen ist. Ihn interessierte die »Medizin der einfachen Mittel« und nicht die Medizin aus seiner Studienzeit, die auf »seltene Krankheiten« ausgerichtet gewesen sei. Getragen wurde er damals von dem Gedanken: »Alles ist EINS.« Die holistische Medizin auszuüben, war daher sein Ziel.

Doch bis es so weit war, vertauschte Klaus Karsch zunächst einmal seinen Arztkoffer mit einem Rucksack und zog unter dem Motto »Ich hebe den Heilschatz der Alpen« los, um im Gebirge, in den Alpen und im Apennin, jene Medizin zu suchen und zu finden, die seinen Vorstellungen vom »Arztsein« entsprach. Zwei lange Jahre war er unterwegs und sammelte bei seiner »ethnomedizinischen Recherche« all jenes alte Heilwissen, das er aufschrieb und danach unter dem Begriff »Traditionelle Alpenländische Medizin« (TAM) zusammenfasste. Ein wesentlicher Teil der TAM ist wiederum das »Skribben«, von dem dieses Buch handelt.

Klaus Karsch tauschte seinen Arztkoffer mit einem Rucksack und ging auf Wanderschaft, um jene Medizin zu finden, die seinen Vorstellungen vom »Arztsein« entsprach.

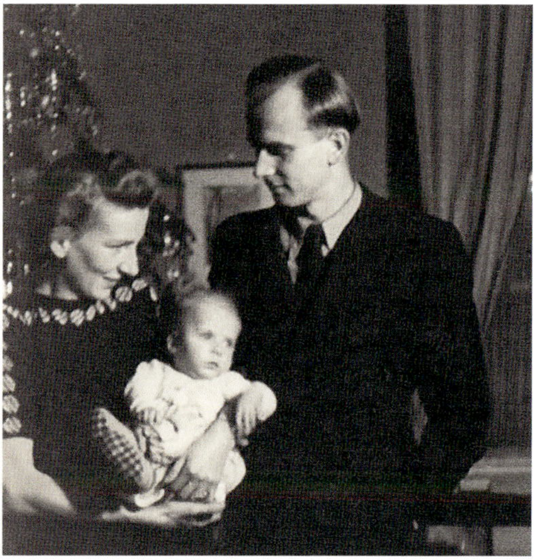

Der junge Klaus Karsch in den Händen seiner Mutter Hilde zusammen mit seinem Vater Hans Martin Karsch.

DER JUNGE KLAUS KARSCH

Aufgewachsen ist der 1946 geborene Klaus Karsch in behütetem Umfeld in Baisweil, einer kleinen, damals einige Hundert Einwohner zählenden Allgäuer Landgemeinde, die seinerzeit zum Landkreis Kaufbeuren gehörte und heute im Landkreis Ostallgäu liegt. Sein Vater, der Arzt Dr. Hans Martin – genannt Hans – Karsch, kam aufgrund der Wirren des Zweiten Weltkrieges Anfang der 1940er Jahre aus dem Ort Mark Dahme, in der damaligen Provinz Brandenburg, ins Allgäu. Dort traf er die junge Hilde Bopp aus Kaufbeuren wieder, die er bereits zuvor bei einer Veranstaltung in Hammelburg in der Nähe von Bad Kissingen kennengelernt hatte. Sie heirateten und bekamen zunächst ihre Söhne Peter und Hans, und danach erblickte Klaus das Licht der Welt. Kurz nach Ende des Zweiten Weltkriegs eröffnete Dr. Hans Karsch seine Landarztpraxis in Baisweil und arbeitete dort bis Mitte der 1980er Jahre.

»Mich hatte der direkte Kontakt mit den Menschen interessiert. Mein Ziel war es, praktizierender Landarzt zu werden. Ich habe studiert, um helfen zu können.«

Klaus Karsch besuchte nach der Volksschule in Baisweil das Gymnasium in Kaufbeuren und legte dort 1966 das Abitur ab. »Ich war ein durchschnittlicher Schüler, war meist faul und hatte damals wenig Ehrgeiz«, sagt er über seine Schulzeit. »Ich war aber ein sportlicher Mensch und war daher viel lieber in den Bergen beim Wandern und Klettern unterwegs.« Er schränkt aber auch gleich ein, dass er kein »Extremsportler wie manch einer heutzutage« gewesen sei. Über seine Jugendzeit sagt er rückblickend, dass er »kein selbstbestimmtes, sondern ein vorgegebenes Leben« geführt habe.

Das änderte sich jedoch bald. Zunächst einmal wollte Klaus Karsch »die typische Karriere eines Arztsohnes« einschlagen, also selbst Arzt werden, was aber zunächst nicht gelang, da er für ein Medizinstudium nicht den

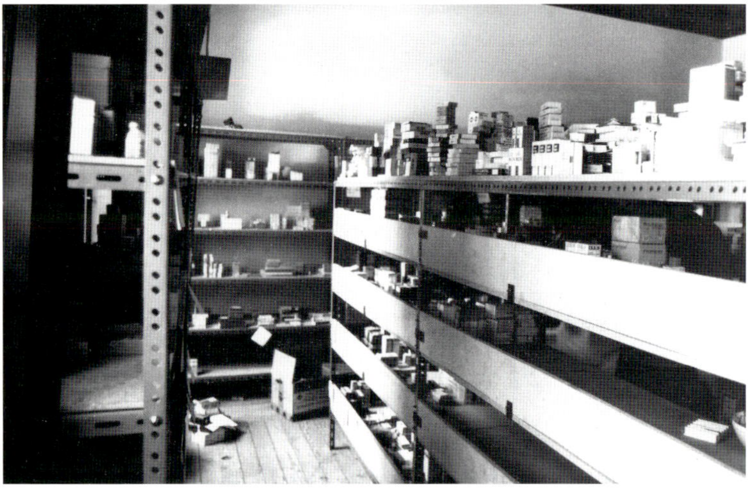

Solche Apotheken hat Klaus Karsch als »Barfußmediziner« im nachrevolutionären Portugal mit aufgebaut.

erforderlichen Notendurchschnitt aufbrachte. Die Warteschleife zu einem möglichen Medizinstudium überbrückte er mit einem Semester Biologie in Erlangen und einem Semester Jura in München. Danach ging er an eine Hotelfachschule in Berlin. Dann bekam er die Möglichkeit, an einer Aufnahmeprüfung für das Medizinstudium teilzunehmen, die er erfolgreich absolvierte. So begann er 1968 das Studium der Medizin am Universitätsklinikum in Frankfurt am Main.

Über seine Beweggründe, damals mit dem Medizinstudium anzufangen, sagt er heute: »Mich hatte der direkte Kontakt mit den Menschen in der Medizin interessiert. Mein Ziel war es, mit dem Wissen der Allgemeinmedizin praktizierender Landarzt zu werden. Ich habe studiert wegen der Realität des Helfenkönnens.« 1974 legte er erfolgreich das medizinische Staatsexamen ab.

Während seines Studiums wurde er »ein politischer Mensch«, war Teil der 68er-Studentenbewegung, »wenn auch nicht an vorderster Front«. In seinem Umfeld »tobte der revolutionäre Kampf«, wie er sich zurückerinnert.

Ein weiteres wichtiges Ereignis im Leben des Klaus Karsch war die Nelkenrevolution am 25. April 1974 in Portugal, die er dort hautnah als Tourist erlebte. Die Bevölkerung schickte bei diesem unblutigen Umsturz das autoritäre Regime des sogenannten Estado Novo in die Wüste. Zurück in Deutschland nahm er aktiv an einer Unterstützungsgruppe für das portugiesische Volk teil.

So ist Klaus Karsch auch zwei Jahre später mit einer deutschen Unterstützergruppe wieder nach Portugal geflogen. In der damaligen Provinz Ribatejo, gelegen in der Tejo-Ebene nordöstlich von Lissabon, ist er von Dorf zu Dorf gezogen, um beim Aufbau von Apotheken und Sozialstationen zu helfen. Er schulte ein internationales Ärzteteam in der »Medizin der einfachen Mittel«. Dies alles ist später als »Barfußmedizin« in die Geschichtsbücher des Landes eingegangen. Rückblickend sagt er heute: »Portugal war so etwas wie ein Dritte-Welt-Land. Es war für mich faszinierend und wichtig zugleich, in dieser Situation helfen zu können. Noch heute erinnere ich mich gerne an meine Zeit in Portugal zurück und höre mir eine CD mit dem Volkslied der Nelkenrevolution ›Grandola, vila morena‹ an.«

»Portugal war so etwas wie ein Dritte-Welt-Land. Es war für mich faszinierend und wichtig, in dieser Situation helfen zu können.«

Die Zeit in Portugal war somit so etwas wie die erste Wanderschaft von Klaus Karsch.

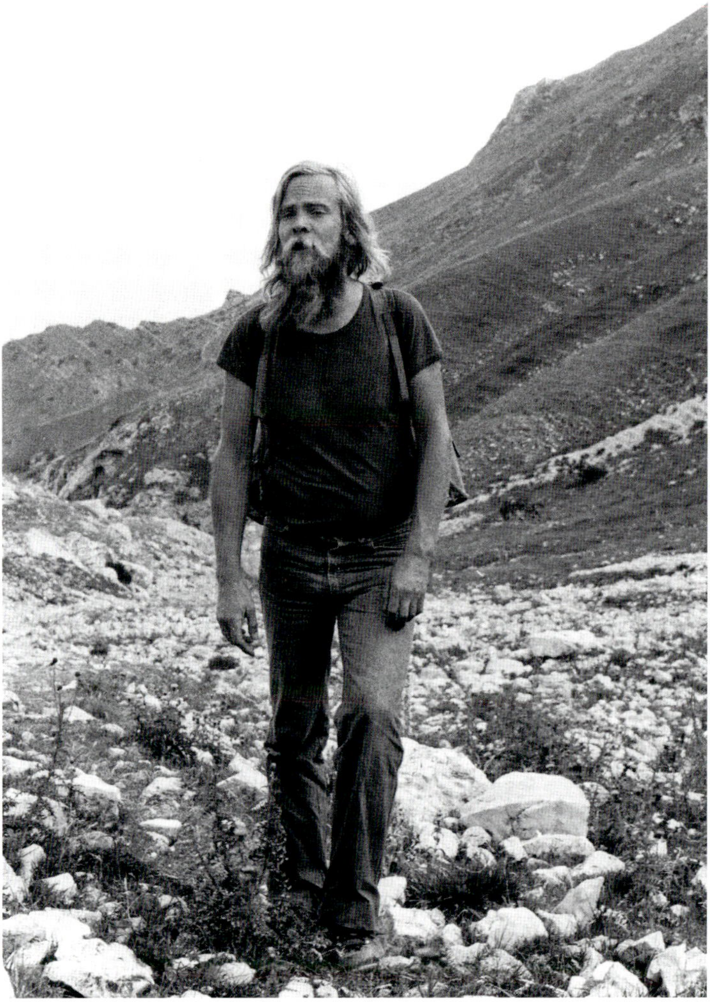

Rund zwei Jahre dauerte die Wanderschaft
von Klaus Karsch durch die Alpen und den Apennin.

DIE WANDERUNG ZU HEILERN, KRÄUTERKUNDIGEN UND KNOCHENBRECHERN

1979 war es dann so weit: Klaus Karsch kündigte seinen Dienst am Krankenhaus in Offenbach, um auf seine »angekündigte Wanderschaft« zu gehen.

Wobei er zugibt, dass seinerzeit sein Wissen über die andere, nicht schulmedizinische Art des Heilens noch sehr diffus war. »Doch als jemand, der im Allgäu auf dem Lande aufgewachsen ist, wusste ich natürlich, dass es in den Bergen Leute gibt, die heilend tätig sind, man musste sie nur finden.« Er weiß, wovon er spricht, denn er hatte bereits in seiner Jugend mitbekommen, dass viele Leute, wenn es ihnen schlecht ging, »woanders hingingen«, nicht zu einem Arzt. »Das war immer geheimnisvoll«, sagt er heute.

So erinnerte sich Klaus Karsch an den Heiler Martin aus seinem Dorf Baisweil, der vor allen Dingen als »Brandlöscher« tätig war. Er wurde von der Bevölkerung aufgesucht, weil er in der Lage war, Verbrennungen zu lindern und zu heilen, daher der Name »Brandlöscher«. Martin vermachte ihm, dem Hilfesuchenden, einen Zauberspiegel, der mit bestimmten Zeichen versehen wurde und der an einem bestimmten Tag für drei Tage an einer Wegkreuzung vergraben werden musste. Dann konnte man darin lesen, wie die Krankheit bei dem Patienten ausgehen würde.

Im heimatlichen Baisweil gab es auch die Warzenabbeterin Thekla. Sie sprach ihre Gebete immer am Freitag um elf Uhr zum Kirchenleuten für Menschen, die sie aufsuchten, um ihre Warzen loszuwerden.

Und der Landarzt erinnert sich, dass eines schönen Tages ein Bauer aus der Nachbarschaft, der so seine Qualen mit seinem Kreuz hatte, ihn als kleinen Buben zur »Knochenrosl«, wie Rosa Schmid aus Eresing in der Nähe von Buchloe in der Bevölkerung genannt wurde, mitnahm. Der Bauer musste sich bei Rosa auf den Küchentisch legen, und dann zerrte und zog sie an ihm, dass er lauthals zu schreien anfing – was die Bäuerin lediglich mit einem »Stell' di net so a, des Kinderkriegn tut ah weh« quittierte. »Fasziniert und erstaunt war ich, als der Bauer ohne Schmerzen vom Küchentisch aufstand.«

> »Ich wollte wissen, wohin sich die Landbevölkerung wendet, wenn sie gesundheitliche Probleme hat, wollte die traditionellen alten Heilweisen kennenlernen.«

Er hatte sich vorgenommen, zwei Jahre zu Fuß »von links nach rechts« (also von Ost nach West) über die Alpen zu laufen, dort zu bleiben, wo er Arbeit fand, und die Augen und Ohren offen zu halten, wenn er von Heilern hörte. Zunächst arbeitete er immer mit der Landbevölkerung und lebte mit ihnen, »damit sie Vertrauen zu dem Mann aus der Stadt gewinnen konnten. Ich wollte wissen, wohin sich die Landbevölkerung – außer zum Arzt – wendet, wenn sie gesundheitliche Probleme hat, wollte die traditionellen alten Heilweisen kennenlernen.«

Und er erinnerte sich vor Beginn der Reise an die Worte jenes Mannes mit Sinti-Wurzeln, der ihm diese Wanderung vorhergesagt hatte. Diese drei Regeln bzw. Weisheiten waren den Sinti bei ihrem »Herumziehen« seit jeher von großer Bedeutung:

1. Wie kann ich Arbeit bekommen, um meinen Lebensunterhalt während der Reise bestreiten zu können?
2. Wie kann ich mich von jenen Menschen innerlich verabschieden, zu denen während der Reise eine emotionale Verbindung entstanden ist?
3. Und: Wie kann ich mich wieder zurechtfinden an jenem Ort und mit jenen Menschen, die ich in meiner Heimat zuvor verlassen habe?

Der Arzt beschäftigte sich vor seiner Reise recht intensiv mit den Fragen und Weisheiten der Sinti. Gerade der dritte Punkt war für den Arzt nicht ganz ohne, denn viele Menschen »verlieren« sich auf so einer Reise: »Ich habe Menschen getroffen, die nach einer solchen Reise nicht mehr in ihrem vorigen Umfeld zurechtgekommen sind.«

Mit wenig Geld im Beutel ist Klaus Karsch schließlich zu seiner Wanderung aufgebrochen. »Ich setzte mich in Frankfurt in den Zug nach Wien.« Für ihn überraschend war, dass es seinerzeit in der österreichischen Hauptstadt keinen Hauptbahnhof gab. Angekommen am Westbahnhof, musste er durch die Stadt zum Südbahnhof (dem heutigen Hauptbahnhof von Wien) gelangen, um mit dem Zug nach Eisenstadt weiterzufahren. In der burgenländischen Landeshauptstadt »begann ich meinen Marsch in eine bis dato fremde Welt«.

Diese Wanderung war für ihn zunächst einmal voller beschwerlicher Überraschungen. »In alten Bergschuhen bin ich von Eisenstadt aus durch unwegsames Gelände gezogen, um schließlich wieder am Ort des Beginns der Wanderung zu landen.« Er war nicht vorbereitet, war ohne Karte losgelaufen. »Ich hatte mich organisatorisch nicht so richtig auf die Wanderung vorbereitet, ich wollte einfach drauflosgehen.« Nachdem er sechs Wochen zu Fuß unterwegs war, kam das nächste Ungemach: »Mir sind sämtliche Fußnägel ausgefallen.« Damit nicht genug: »Ich hatte das Burgenland durchwandert, aber überhaupt nicht das gefunden, was ich gesucht hatte.« Aber er hatte etwas gefunden, wonach er nicht gesucht hatte: »Ich wurde in dieser Zeit im Hause eines Korbflechters aufgenommen, der mir sein Handwerk beibrachte.« Immerhin.

Im Ortszentrum des steirischen Pöllau schließlich, »einem Kaff mitten im Sommer«, wie sich Klaus Karsch erinnert, fragte er in einem Wirtshaus nach Arbeit: »Gibt es bei uns nicht«, wurde ihm entgegnet. Am Ortsrand fand er in einer Gärtnerei dann doch noch Arbeit. Sein Lohn: freie Kost und Logis plus 10 Schilling pro Tag. »Hier wurde ich nicht nur in die Kunst der Schnapsbrennerei eingeführt, sondern ich lernte dort all die Hausmittelchen kennen, die mit Schnaps verbunden sind.« So den Arnikaschnaps zur äußeren Anwendung bei allen traumatischen und chronischen Gelenkbeschwerden. Oder den Birnenschnaps zum Gurgeln am Morgen in der kalten Jahreszeit zur Vorbeugung von Erkältungskrankheiten. Und noch mehr lernte der junge Arzt in dem rund fünfundfünfzig Kilometer von Graz entfernt gelegenen Pöllau. So beispielsweise die Zubereitung des Hollermus für die kleinen Kinder oder der morgendlichen Mehlsuppe. Auch erfuhr er so, dass es in der alten Welt keine Trennung zwischen Ernährung und Diät gab, ebenso keine Trennung zwischen Heilkraut und Küchenkraut. »Kraut ist Kraut«, sagte die dortige Großmutter. Von ihr erfuhr er, dass es kein besseres Lebensmittel als das Sauerkraut gibt: »Richtig eingekocht, enthielt es alle Inhaltsstoffe wie Vitamin C und Co., damit die Landbevölkerung über den Winter kam. Das ist traditionelles Heil- und Ernährungswissen, gesammelt und angewandt zu Zeiten, wo es noch keine Ernährungsmedizin, wie wir sie heute verstehen, gab.« Klaus Karsch erinnert sich auch an die Worte der rüstigen Oma, die so etwas wie die Bewahrerin der alten Rezepturen von den Altvorderen war: »Eine Rindssuppe muss spätestens um acht Uhr auf dem Herd stehen, wenn sie um zwölf Uhr gegessen werden soll, denn so lange dauert der alchemistische Prozess der Verbindung von Kräutern und Gemüse mit dem Suppenfleisch, wenn es eine kräftige Brühe sein soll.«

Nach weiteren dreißig Kilometern fand der Wanderer in der »Bergler«-Erna – nah und fern bekannt als »das Kräuterweible« – jene Frau, die ihn in die Arbeit mit den Kräutern, wie er sie suchte, einweihte. »Bergler« wurde sie von den Einheimischen genannt, weil sie auf dem Berg wohnte, auf 1200 Meter Höhe auf der Teichalm, rund dreißig Kilometer nördlich von Graz. Dort war für ihn rund sieben Wochen lang Viehfüttern angesagt, tagein, tagaus, bei Sonnenschein und bei Regen. Die Spezialität von Erna war – wie konnte es anders sein – ihr Kräutertee, aber auch ihr »Steirertee«, der zur Hälfte aus Kräutertee, zur anderen Hälfte aus Schnaps bestand. Viele wollten von Erna die Rezeptur ihres Steirertees haben. Klaus Karsch erinnert sich in diesem Zusammenhang an eine Episode: »Eines schönen Tages lud Erna all jene ein, die von ihr die Rezeptur des Steirertees haben wollten. Zunächst tischte sie nach allen Regeln ihrer Küchenkunst auf, es wurde gegessen, es wurde getrunken. Immer und immer wieder kam die Frage: ›Was ist nun drin?‹ Und immer und immer wieder kam Ernas Antwort: ›Ja, ich sage es euch bald – trinkt doch noch etwas.‹ Die schon etwas ungeduldigen und leicht angetrunkenen Gäste fragten erneut: ›Was ist denn nun da drin?‹ Erna klopfte mit der Faust auf den Tisch und antwortete: ›Alles was gut

Er erfuhr auch, dass es in der alten Welt keine Trennung zwischen Ernährung und Diät gab, ebenso keine Trennung zwischen Heilkraut und Küchenkraut.

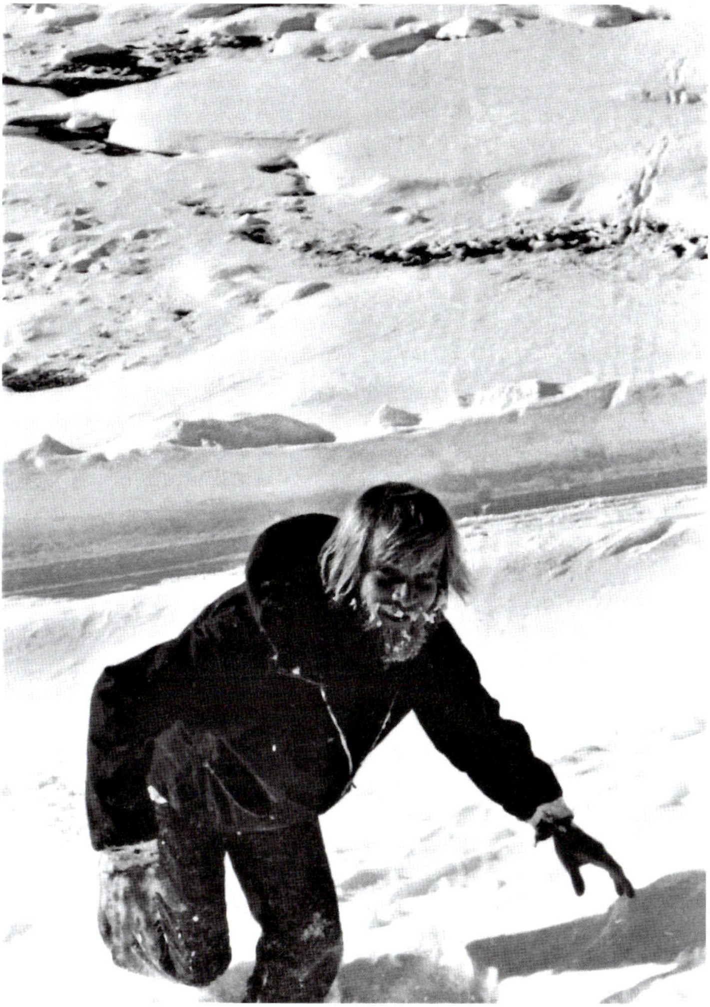

Die zweijährige Wanderung führte den jungen Arzt auch durch Eis und Schnee.

ist‹, drehte sich um, verschwand in ihrer Küche und ließ die versammelte Mannschaft mit verdutzten Gesichtern zurück.«

Auf der Teichalm lernte Klaus Karsch auch den Sepp, eine »gnomhafte Zwerggestalt« mit riesigen Fingern und einem Grinsen, das von einem Ohr zum anderen reichte, kennen. »Ihm verdanke ich das Wissen um den Unterschied zwischen wissenschaftlicher Medizin und der traditionellen Heilkunde der Alpendoktoren«, sagt der Arzt immer noch voller Bewunderung für diesen Mann, der so etwas wie der Lehrmeister vieler Kräuterfrauen im Alpenraum war. Für einige Zeit unterstützte Klaus Karsch den Sepp bei seiner Arbeit als Senner auf der Alm, natürlich auch mit dem Hintergedanken, ihm einige Auskünfte über Rezepturen zu entlocken. Obwohl der junge Arzt ihn wiederholt danach fragte, grinste der Sepp freundlich, blieb aber stumm. Doch – Klaus Karsch hatte die Hoffnung schon fast aufgegeben – »erbarmte« sich der Gnom, stellte jedoch eine Bedingung für die gewünschten Auskünfte: »Ich kann dir nur etwas erzählen, wenn du mir zwei ganz gleiche Gänseblümchen bringst.« Das war's.

Klaus Karsch verbrachte einige Wochen immer im Freien auf der Teichalm. Jedes noch so kleine Gänseblümchen fand sein Interesse. »Ich kann heute mit Fug und Recht behaupten, dass ich einer der besten Kenner von Gänseblümchen geworden bin«, schmunzelt der Doktor und fährt fort: »Nach sechs Wochen hatte ich endlich kapiert, was Sepp mir beibringen wollte, dass es überhaupt keine zwei gleichen Gänseblümchen gibt.« Ihm war klargeworden, dass es in der Natur nicht zweimal das Gleiche gibt, alles ist verschieden. So ging er zurück zum Sepp, der ihn mit seinem breiten Grinsen und mit den Worten empfing: »Hasch'd es jetzt?«

Nun durfte der schulmedizinisch studierte Doktor vom Sepp viel über die Kräuterheilkunde der Berge erfahren. So auch, dass es wichtig ist, zunächst einmal alles, aber auch alles über eine Pflanze in Erfahrung zu bringen, wie zum Beispiel über den Standort, den sie sich ausgesucht hat, und was sie heilen kann. »Vom Sepp lernte ich viel vom wertvollen Wissen der Alpenländler. Irgendwie wusste der ›Zwerg‹, dass wir Akademiker im doppelten Blindversuch aufgewachsen waren und deshalb ein anderes Verständnis benötigen würden.« Prägend für Klaus Karsch waren folgende

Worte von Sepp: »Wenn du in der Natur einen perfekten Kreis oder Hügel findest, dann sei sicher, der wurde von Menschen erschaffen, denn in der Natur gibt es keinen perfekten Kreis. Eine solche Rechnung wird nie aufgehen. Alles ist immer anders.« Die wesentliche Erkenntnis war für den Arzt, dass in der Natur immer der Faktor Pi, der Unendlichkeitsfaktor, mit dabei ist. »So gesehen gibt es auch nicht zwei gleiche Krankheiten, so wie es auch nicht zwei gleiche Gänseblümchen gibt.«

Eine wesentliche Erkenntnis war, dass in der Natur immer der Faktor Pi, der Unendlichkeitsfaktor, mit dabei ist.

Sepp war zudem ein guter »Knochenbrecher«, wobei es dafür auch andere Namen wie »Boandlrichter« oder »Knochendoktor« gab und gibt, und es praktizierten ebenso »Knochendoktorinnen«, wie Klaus Karsch betont. Es gab deren viele, denn nicht jeder von ihnen konnte jeden Griff anwenden. Klaus Karsch erfuhr, dass der eine für die Halswirbelsäule, der andere für die Brustwirbelsäule, ein weiterer wiederum für die Lendenwirbelsäule, der andere für dieses und jenes zuständig war. »Das meiste Wissen ist weitgehend innerhalb der Familien weitergegeben worden, also innerhalb der Blutsverwandtschaft. Keiner hatte sich jedoch getraut, dieses Wissen an Personen, die nicht zur Familie gehörten, weiterzugeben«, erfuhr der Wanderer.

Die nächste Station auf seiner Wanderreise führte den Arzt an den Millstätter See in Kärnten. Dem jungen Doktor war das Geld ausgegangen, also verdingte er sich als Kellner und Aushilfskraft in einem Hotel, wo er, wie er sagt, »Herr über zweihundert Liegen und wenige Sonnenschirme« war. »Durch den Mangel an Schirmen – der geschäftstüchtige Hotelbesitzer war geizig – erhielt ich eine Art Machtposition über die Sonnenschirme und entwickelte mein eigenes, erkenntnisreiches ›Spiel‹. Erstmal gab ich die Sonnenschirme der Reihe nach aus, was sofort dazu führte, dass einige Hotelgäste mir Trinkgeld für die Reservierung am nächsten Tag gaben. Diese Gäste erhielten ›ihren‹ Schirm dann auch, unabhängig davon, wann sie auf der Terrasse erschienen. Einige andere Gäste blieben dadurch ohne Beschattung, was mich nach kurzer Zeit dazu veranlasste, diesen die Schirme auszuhändigen. Wie Hans im Glück wurde ich am Tag darauf mit Geld überschüttet. Die Trinkgeldgeber erhöhten ihr Salär, wohl in der

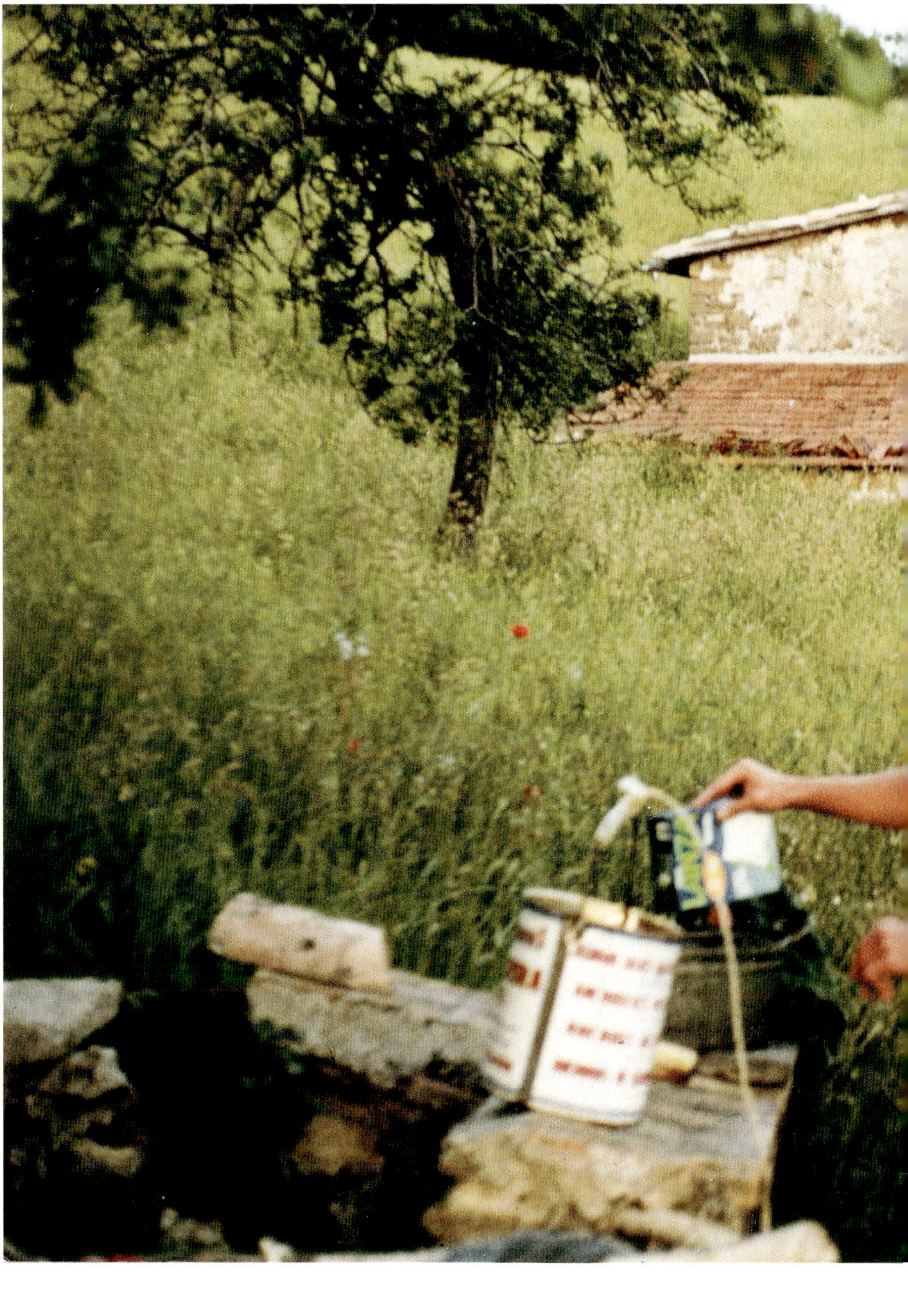

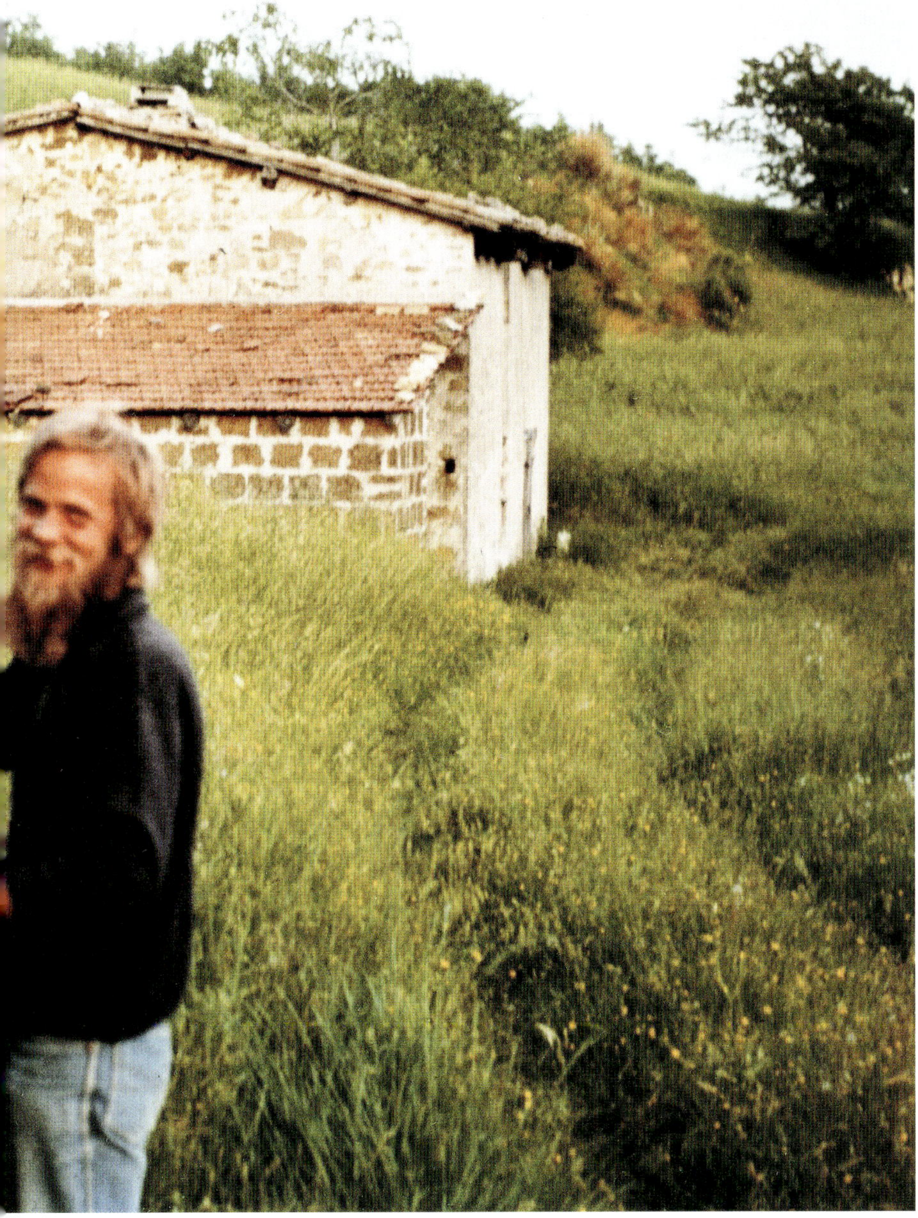

Klaus Karsch bei seiner Wanderschaft
durch den Apennin.

Annahme, die anderen gäben mehr. Und die anderen gaben Trinkgeld, vermutlich wegen der Freude, beschirmt worden zu sein … Auf die Terrasse habe ich auch oft die Schwester des Hoteliers geleitet. Sie war gelähmt und konnte wunderbar singen. Zu ihr sind immer wieder Leute gekommen, um ihren Liedern zu lauschen; sie waren wie ich ergriffen über die Gesangskünste dieser außergewöhnlichen Frau.«

Von Kärnten aus machte sich der Arzt dann in die Südtiroler Landeshauptstadt Bozen auf. Unterwegs füllte er zunächst seine Reisekasse als Bergführer in den Dolomiten auf, was für ihn eine ganz neue Erfahrung war. Stationiert war er auf der »Dreizinnenhütte«, die sich am Fuß des Paternkofels auf 2400 Meter befindet.

Schließlich landete er in Bozen, wo er einige Zeit lebte. Im benachbarten Weinort Eppan arbeitete er als »Apfelklauberer auf Akkordbasis«. In Südtirol lernte er Dr. Kolatschek (der Vorname ist ihm nicht mehr geläufig) kennen, der als Arzt in einem Krankenhaus der Kurstadt Meran gearbeitet hatte. Dieser Doktor war im Laufe seiner Arbeit immer mehr von der klassischen Schulmedizin abgerückt. »Bei ihm habe ich die besondere Kraft von Plätzen kennengelernt«, erinnert sich Klaus Karsch. Für Dr. Kolatschek waren insbesondere die Südtiroler »Waalwege«, die entlang der meist mittelalterlichen Bewässerungskanäle führen, besondere Energie- und Kraftplätze. Dorthin hat er seine Patienten geschickt, damit sie Energie und Kraft tanken konnten. »Seit den Begegnungen mit Dr. Kolatschek sind für mich Kraftplätze, wie ich sie in Südtirol kennenlernte, auch Heilplätze«, sagt der wandernde Arzt.

Dr. Kolatschek hatte auch eine eigene Obst- und Gemüseplantage in einem Nachbarort von Meran, in Marling, wo er seinerzeit lebte. »In seinem Zuhause bekam ich eines Tages eine fantastische Vision. Vor mir tat sich in seiner Stube ein byzantinisch-blauer Himmel mit wunderschönen Sternen auf«, erinnert sich Klaus Karsch. Diese Vision konnte er, fast wie ein stehendes Bild, immer wieder aufrufen. Später hat er sich in seinem Haus in einem kleinen Raum diesen Himmel an die Decke gemalt.

Es wurde Frühling im zweiten Jahr seiner Wanderschaft. »Ich war fasziniert von der wunderschönen Bergwelt Südtirols. Aber ich war auch

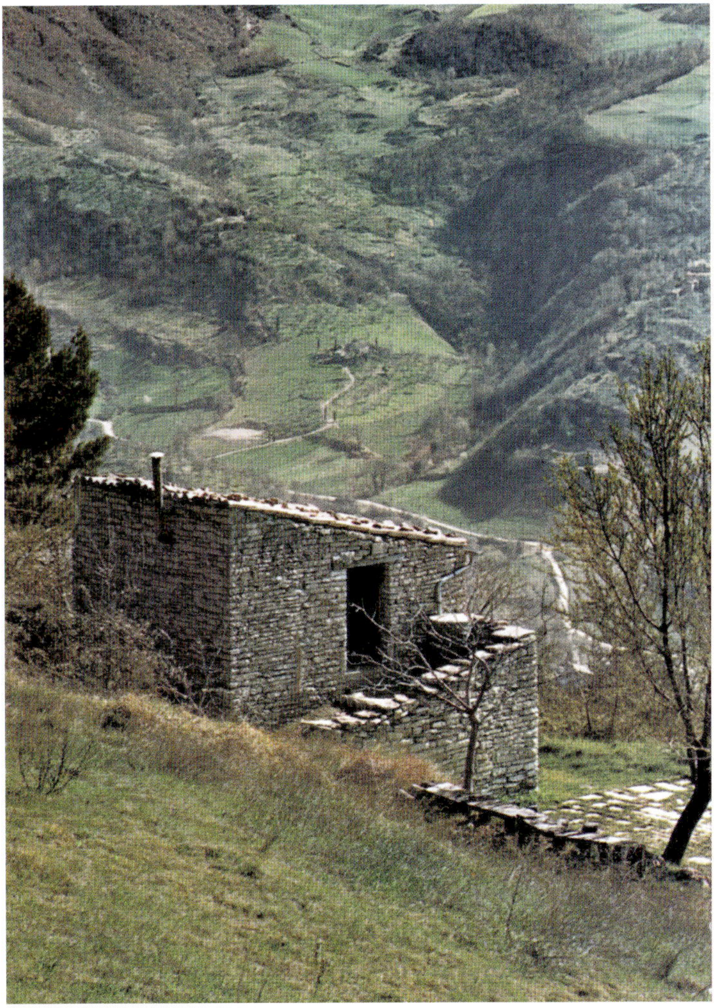

In Behausungen wie dieser wohnte Klaus Karsch
während seiner Wanderschaft durch den Apennin.

ein ›fauler Hund‹. In Bozen wurde mir ein zwar sattelloses Leichtkraftrad geschenkt. Doch es sollte so sein, dass ich kurze Zeit danach einen schönen Sattel fand, der sogar passte. Das war für mich das Zeichen, meinen Weg in den Apennin fortzusetzen.« So machte er sich nun sitzend auf dem knarrenden Leichtkraftrad zu dem rund 1500 Kilometer langen Gebirgszug auf, der Italien von Nordwesten in Richtung Südosten durchzieht.

Dort lernte Klaus Karsch einen Schäfer kennen, der ein großes Wissen über das Edelweiß hatte und auch einen ebenso riesigen Schatz an Ernährungswissen in sich trug. »Bei ihm lernte ich nicht nur, wie man Ziegen- und Schafskäse macht, sondern auch, wie man mit den Tieren umgeht. Ich war dann als Hüter von zweihundert Ziegen in einem Naturschutzgebiet unterwegs, in dem es Wölfe und Bären gab. Vom Schäfer selbst erfuhr ich Dinge, die mir damals wie aus einer anderen Welt erschienen.«

Schließlich lernte der junge Arzt in der Nähe des Dorfes Spello in Umbrien den Fratel (ital. für »Bruder«) Carlo Caretto kennen, mit dem er in dessen Hütte einige Zeit wohnte. Wenn er über ihn spricht, wird Klaus Karsch geradezu euphorisch: »Ich habe seine Weisheiten förmlich inhaliert, ich habe ihn geliebt. Er war ein sehr spiritueller Mensch.« Täglich wurde in der Kapelle vier Stunden lang gebetet, und vier Stunden wurde in den Weinbergen gearbeitet. »Carlo war ein Allrounder mit einem immensen Kräuterwissen, an dem er mich teilhaben ließ.«

Vom Apennin aus zog es den vagabundierenden Arzt weiter in die Schweiz. »Mittlerweile war ich zu einem routinierten Wanderer in Sachen Ethnomedizin des Alpenraums und des Apennin geworden.« Auch bei den Eidgenossen gab es Menschen, die mit bestimmten Griffen Schmerzen lindern konnten. »Am Thunersee im Berner Oberland lernte ich Thomas, einen bärtigen jungen Senner, kennen. Dort sah ich, wie er Schmerzen in den Gelenken durch Zug an den Muskeln behandelte.« Das Besondere dabei war für Klaus Karsch, dass zum Beispiel auch Keuchhusten und Asthma durch Zug an der Zunge des Patienten behandelt wurden. Und er erfuhr von Thomas, dass ein Dr. Vogel darüber ein Buch geschrieben hatte. Der wandernde Mediziner hat auch das Wissen vom Thunersee und aus den Büchern von Dr. Vogel teilweise in Skribben integriert.

Mit dem Aurasehen kam Klaus Karsch ebenso während seiner Wanderschaft in Berührung wie mit dem Gesundbeten, das er bei jungen Frauen bzw. Sennerinnen kennengelernt hat. »Das Wissen vom Gesundbeten wurde traditionell nur unter Frauen weitergegeben, trotzdem haben sie es mir gezeigt. Da wurde ein Tabu gebrochen, was, so denke ich, eine Frage der Sympathie war«, sagt er sichtlich stolz.

Zwei lange Jahre lebte Klaus Karsch mit Kräuterkundigen, mit Knochendoktoren und Sennern und vielen anderen Almbewohnern zusammen. All die Dinge, die er in dieser Zeit lernen und erleben durfte, wurden ihm nicht nur in Worten weitergegeben, sondern vieles lauschte er ab oder schaute ganz einfach zu. Er lernte unterschiedlichste Dinge: Wie man Kräuter richtig pflückt, sie aufbewahrt, verarbeitet und anwendet. Und wie man die Menschen von ihren Gelenkschmerzen befreit. Herausgefunden hat er auch, dass die Zeremonie des Heilens mindestens so wichtig ist wie das Heilmittel selbst. Es war eine einzigartige Reise, es war ein, ja sicherlich DAS Studium (in) der Alpenmedizin. Zusammenfassend gesehen war es der systematische Besuch von Laien und Volksheilern des deutschen und italienischen Sprachraums mit der Ausbildung in

- der traditionellen Kräutermedizin
  bei wissenden Kräuterfrauen und -männern,
- der traditionellen Knochenheilmethode
  bei Knochendoktorinnen und -doktoren
- der sympathetischen Medizin durch die Hospitation
  bei zahlreichen Sympathieheilerinnen und -heilern.

Abschließend resümiert Klaus Karsch seine Wanderreise mit den Worten: »Wir sollten lernen, dass es nicht nur der sogenannte medizinische Fortschritt ist, der uns weiterbringt, sondern dass die Rückbesinnung auf alte Traditionen gerade auch in heilenden Bereichen ein lebensunterstützendes, helfendes Mittel sein kann.«

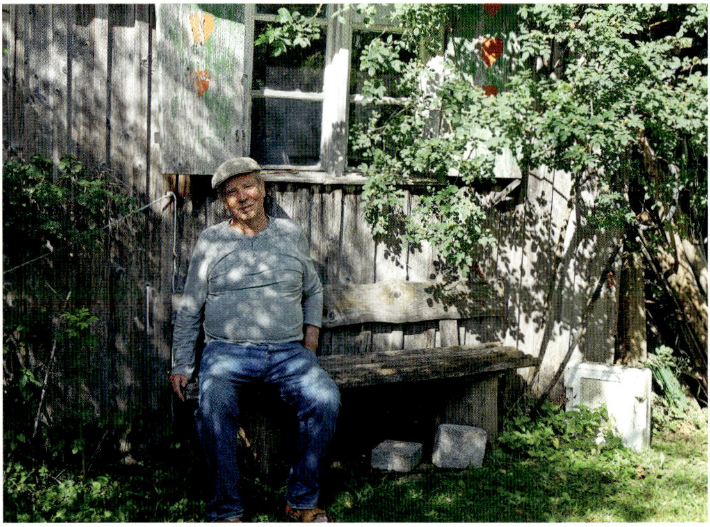

Dieses »Bänkle« ist der Kraftplatz von Klaus Karsch in seinem eigenen Garten. Foto: Rolf Bickelhaupt

KLAUS KARSCH UND DIE ZEIT NACH SEINER ETHNOMEDIZINISCHEN WANDERUNG

Sicherlich prägte Klaus Karsch all das, was er während seiner Wanderschaft lernen konnte. Doch zurück zu Hause war der Wissensdurst des jungen Arztes immer noch nicht gestillt. Wobei er bereits vor seiner zweijährigen Wanderschaft, in seiner Zeit als Medizinalassistent von 1974 bis 1976, sich in Seminaren die Grundlagen der Akupunktur und der Traditionellen Chinesischen Medizin angeeignet hatte. Während seiner Hospitation in der Frankfurter Naturheilpraxis Dr. Fischer 1977 absolvierte er die Ausbildung zum Mayr-Arzt und beschäftigte sich mit der Symbioselenkung.

Kaum von der Wanderung zurück, besuchte Klaus Karsch 1981 mehrere Fortbildungen in Homöopathie bei Mathias Dorcsi in Baden bei Wien und bei Dr. Jost Künzli von Fimmelsberg auf der Nordseeinsel Spiekeroog. Danach, in seiner Zeit als Assistenzarzt an der Herz-Kreislauf-Klinik Bad Wörishofen von 1982 bis 1983, beschäftigte er sich intensiv mit den Therapien des Wasserdoktors Sebastian Kneipp. So war es naheliegend, dass er dann 1983 zum Thema »Verhalten von ›Akute-Phase-Proteinen‹ unter komplexer Allgemeintherapie (Kneipp) im Heilfahren« promovierte und die Zusatzbezeichnungen »Naturheilverfahren« und »Badearzt« erwarb. In den Jahren 1983 und 1984 erlernte der frisch promovierte Arzt dann die klassische Augendiagnostik bei Referenten des Uslarer Kreises. Von dem Uslarer Heilpraktiker Ernst Hugo Kabisch und Eva Fink, der Tochter von Magdalena Madaus (1857–1925, Heilpraktikerin und Autorin zu ihrem Komplexmittelsystem), wurden die Grundlagen der Ausbildung in der Augendiagnostik gelegt.

Dann erzählt mir Klaus Karsch eine Geschichte, die er sicherlich schon oft zum Besten gegeben hat. Während er darüber spricht, spürt man deutlich, wie ihn dieses Ereignis geprägt hat. Es ist die Geschichte einer Erfahrung, die er als Vertretung in der Landarztpraxis seines Vaters erleben durfte. Doch lesen Sie selbst:

»Als ich meinen Vater eine Zeit lang in seiner Praxis vertrat, kam ein Bauer aus der Ortschaft zu mir, weil es ihm nicht gut ging. Er bat mich, ihm die kleinen roten Pillen, die er immer von meinem Vater bekommen habe, zu geben. Da ich nicht wusste, welche Pillen er meinte und es auch keine Notiz in seiner Patientenkartei gab, fragte ich die Sprechstundenhilfe, ob wir kleine rote Pillen, zum Beispiel in Form eines Vitaminpräparats vorrätig hätten. Sie fand ein solches, und ich überreichte es dem Bauern. Nach einigen Tagen suchte mich der Bauer voller Freude auf und sagte, dass ich ja so gut wie mein Papa sei. Denn die Pillen hätten ihm bestens geholfen. Wie konnte es sein, dass diese Pillen halfen? Die Schulmedizin spricht von Placebo. Doch die für mich richtige Antwort ist eine andere: Der Mann wusste, was ihm fehlte, und der Heiler heilte nach dem Bild des Patienten. Es war die Information ›klein und rot‹, die ihm gefehlt hat.«

Im Jahre 1984 war die Zeit reif. In der Gemeinde Irsee im Allgäu in der Nähe von Kaufbeuren und unweit von Baisweil, wo er wohnt, eröffnete Dr. Karsch jetzt seine eigene Naturheilpraxis mit angeschlossener Badeabteilung mit Möglichkeiten zur Durchführung der Kneippschen Hydrotherapie und Dauerdusche für Intensivkuren. Das Ambiente dieser Praxis, die ehemalige Klostermühle der Benediktinerabtei Irsee, hätte passender nicht sein können für jene philosophische Grundhaltung, in der sich der Arzt bewegt. »Die über dreihundert Jahre alten, meterdicken Mauern tragen den Geist forschender und wissender und – vielleicht bisweilen nicht ganz so – frommer Mönche in sich«, schmunzelt Klaus Karsch. Das alte Gemäuer, das sowohl die Spiritualität der Benediktiner wie auch ihre wissenschaftliche Exaktheit symbolisiert, passte genau zur medizinischen Konzeption des Naturheilarztes. Er sieht sich als Ethnomediziner in der Tradition der alpenländischen Heilkunst, die er in die heutige Zeit »übersetzt« hat und mit der modernen, naturwissenschaftlichen Medizin kombiniert. Dabei sind ihm jene tradierten Techniken, die er bei seiner Wanderschaft von Laienheilerinnen und -heilern kennenlernen durfte, äußerst wichtig.

In diese Praxis fanden jene Weisheiten, die der Mediziner im Rahmen seiner zweijährigen ethnomedizinischen Wanderung gewonnen hatte, ebenso Eingang wie seine oben bereits geschilderten Zusatzausbildungen. Wo es notwendig war, griff er auch gerne auf die Schulmedizin zurück.

Daher finden sich bei Klaus Karsch kaum medizinische Apparate. »Es sind die natürlichen Dinge, die den Menschen helfen«, so sein Credo. Für ihn ist es daher unabdingbar, mit Bedacht die Techniken der Schulmedizin und der Naturheilkunde einzusetzen, denn: »Heilung wird mit einfachen Mitteln erreicht. Wichtig ist, den Patienten genau zu studieren. Man muss herausfinden, was ihn krankgemacht haben könnte.« Daher legt er viel Wert auf ausgiebige Gespräche und Untersuchungen und lässt sich viel Zeit für jeden Einzelnen, indem er das »Be-greifen«, im Sinne von Ertasten und Erfühlen, der Probleme seiner Patienten wortwörtlich nimmt.

Bei Klaus Karsch finden sich kaum medizinische Apparate. »Es sind die natürlichen Dinge, die den Menschen helfen«, so sein Credo.

2019 hat Klaus Karsch seine Irseer Praxis aus Altersgründen in sein Wohnhaus im benachbarten Baisweil – dort wo einst sein Vater als Arzt arbeitete – verlegt und praktiziert dort in kleinem privatem Rahmen weiter.

Doch nicht nur die Arztpraxis ist ein Ort des Wirkens von Klaus Karsch. Inspiriert von den geschilderten Erfahrungen des Dr. Kolatschek mit den Waalwegen in Südtirol als Energie- und Kraftplätze, widmete er sich zwanzig Jahre danach der Suche nach entsprechenden Orten im Allgäu. Er ging wieder auf Wanderschaft und fand Gnadenkapellen, Bittgänge, heilkräftige Fluren und Quellen. So ist Klaus Karsch ein profunder Kenner dieser Plätze im Allgäu geworden.

Bis heute führt Klaus Karsch zusammen mit seiner Ehefrau Elisabeth als Co-Referentin zahlreiche Ausbildungsveranstaltungen für Ärzte, Heilpraktiker und andere medizinische und pflegerische Berufsgruppen sowie Laien, meist in Form von Wochenendseminaren, durch. Schwerpunkte dieser Veranstaltungen sind neben der Einführung von klassischen naturheilkundlichen Verfahren die sympathetische Medizin, die manuelle Therapie »Skribben« sowie die energetische Diagnostik und Therapie (Licht- und Farbtherapie) und die Phytotherapie.

»Es sind die natürlichen Dinge, die den Menschen helfen.«

Im Jahr der Praxiseröffnung entwickelte Klaus Karsch ein mnemonisches Verfahren, das die Bearbeitung der archetypischen Bilderwelten im Sinne von Carl Gustav Jung in der naturkundlichen Praxis ermöglicht.

1981 initiierte der Arzt einen Ausbildungszyklus für Ärzte mit dem Ziel, ein Verständnis für die grundlegenden Arbeiten von Prof. Dr. Günther Enderlein (1872–1968) zu erarbeiten sowie die daraus resultierende Dunkelfelddiagnostik und Therapie. Im Jahre 1988 war Klaus Karsch leitender Arzt der Arca med® Klinik Bad Wörishofen mit angeschlossener Arztpraxis.

Wie schon erwähnt, fasste er im Laufe der Zeit all jene Heilmöglichkeiten, die er bei seiner zweijährigen Wanderschaft kennengelernt hatte, unter dem Begriff »Traditionelle Alpenländische Medizin« (TAM) zusammen und entwickelte dazu eine entsprechende Ausbildung. Themen wie die Anwendung von Kräutern, die energetische Betrachtung von Krankheiten, das Aurasehen, das Heilen mit Worten, das Gesundbeten und das Handauflegen, die natürliche Kost (»Oma- und Oparezepturen«), die Einbeziehung der Natur mit ihren »geheimnisvollen Plätzen« sowie das Skribben, das auch ohne die anderen TAM-Bereiche erlernbar ist, fanden dabei Eingang in die Ausbildung. Näheres zu TAM und der Ausbildung finden Sie in Kapitel 6 sowie im Nachwort (Seite 129 und 137).

Bei all dem Tun und Wirken von Klaus Karsch – man kann auch sagen bei der Ausübung seiner Berufung – war von Anfang an die Physiotherapeutin und Spiraldynamik®-Fachkraft sowie Matrix Health Partnerin

Elisabeth Karsch, die Ehefrau des Arztes, mit dabei. Kennengelernt haben sich die beiden im oberösterreichischen Ternberg, das in der Nähe von Steyr liegt. »Sie ist auf mich aufmerksam geworden, als ich dort im Frühjahr 1984, auf einer Bank sitzend, ein Steckerl schnitzte, das ich ihr daraufhin schenkte und das sie übrigens auch heute immer noch bei sich trägt. Es war für mich ein Entschluss auf den ersten Blick: Sie war und ist für mich die Richtige«, so der Arzt. Geheiratet haben die beiden zwei Jahre später. Ihrer Ehe entstammen ihre beiden Kinder Anna (geboren 1986) und Helena (geboren 1988).

Gleich zu Beginn ihrer Beziehung absolvierte Elisabeth Karsch die Ausbildung zur Skribben-Anwenderin. Die gebürtige Wienerin ist seitdem als Mitarbeiterin an der Seite ihres Mannes sowie als Co-Referentin bei seinen Seminaren und Ausbildungen tätig. Ihr Berufsfeld Physiotherapie/Spiraldynamik konnte auf diese Weise in die Arztpraxis von Klaus Karsch mit eingebunden werden.

2

Skribben® – so alt wie die Heilkunst selbst

Abriss zur Geschichte der manuellen Medizin
Von Rolf Bickelhaupt

Skribben ist eine Wortschöpfung neueren Datums (siehe Seite 60) und eine Technik aus dem Bereich der manuellen Medizin. Die Wortbedeutung kommt von dem Wort *manus* (lat. »Hand«) und besagt »mit der Hand tätig sein«. Im Grunde genommen ist die manuelle Medizin – und somit auch das Skribben – ein Bestandteil der Naturmedizin uralter Völker und damit, historisch betrachtet, so alt wie die Heilkunst selbst. Sie gilt sogar als die älteste Gesundheitslehre der Menschheit überhaupt. Denn schon immer haben Erdenbewohner versucht, durch die Hände einerseits Hinweise über eine Krankheit zu bekommen, andererseits durch bestimmte manuelle Techniken Linderung oder sogar Genesung herzustellen. Dies geschah in allen Zivilisationen und zu allen Zeiten in unterschiedlichen Ausformungen, zum Teil mit Spirituellem verknüpft.

Im Grunde genommen ist die manuelle Medizin – und somit auch das Skribben – ein Bestandteil der uralten Naturmedizin und damit, historisch betrachtet, so alt wie die Heilkunst selbst.

Die ältesten bekannten Zeugnisse können auf mehr als viertausend Jahre alten Plastiken in Thailand bewundert werden. Die überlieferten schriftlichen Aufzeichnungen wiederum reichen bis ins 3. Jahrtausend v. Chr. zurück. Die alten Ägypter behandelten Verletzungen mit den Händen. Aus der Antike (800 v. Chr. bis ca. 600 n. Chr.) gibt es Berichte von Behandlungen mittels Handgriffen. Überliefert ist auch, dass selbst der berühmteste Arzt des Altertums, der auf der griechischen Insel Kos geborene Hippokrates (um 460 v. Chr. bis um 370 v. Chr.), diese Möglichkeit zur Behandlung insbesondere von Wirbelsäulenverkrümmungen nutzte und die Erfolge durch die geschickte Behandlung sehr schätzte. »Die Wirbelsäule trägt Ursache und Wirkung in eins«, schrieb er über deren Rolle als zentrales reflektorisches Steuerungsorgan in seiner Schrift »Über die Gelenke«. Weitere Werke von Hippokrates zeigen zahlreiche Behandlungen mit Zug an den Gelenken, die bis ins Mittelalter hinein weit verbreitet waren (*Hippocratis Chirurgica*, 11. Jahrhundert). So ist zum Beispiel überliefert, dass der persische Arzt Ibn Sina (980–1037) diese hippokratische Technik übernahm und fortsetzte.

Auch in den Aufzeichnungen bekannter Persönlichkeiten der Medizingeschichte wie bei dem griechischen Arzt Galenos von Pergamon (um 130 bis 210), bei dem Enzyklopädisten Aulus Cornelis Celsus (um 25 v. Chr. bis 50 n. Chr.) und dem Medizinhistoriker Oreibasios (um 325–403) werden vergleichbare Techniken beschrieben.

In Mitteleuropa war das Wissen über die manuelle Gelenkmobilisation bereits bei den Kelten und Germanen in Anwendung. Schon damals wurde das Wissen um diese Technik unter Heilern von Generation zu Generation weitergegeben. Trotz des kulturellen Niedergangs dieser Völker hat sie sich in ihrem ursprünglichen Siedlungsraum erhalten.

Aus dem Mittelalter (6. bis 15. Jahrhundert) sind einige Aufzeichnungen über die Anwendung der Handtechniken durch Ärzte vorhanden, so zum Beispiel auch von der Äbtissin und Universalgelehrten Hildegard von Bingen (1098–1179). Doch in der Zeit nach dem Mittelalter, also etwa ab dem 15. Jahrhundert, nutzten Ärzte die manuellen Behandlungstechniken immer weniger. Den Schwerpunkt bildete nun die innere Medizin, nicht jedoch die Chirurgie, die seinerzeit als mindere Kunst galt. Vermutet wird, dass die Mediziner insbesondere aufgrund von Seuchen wie der Großen Pest von 1708 bis 1714 den direkten Patientenkontakt immer mehr scheuten. Aufzeichnungen, Dokumente und Nachweise aus dieser Epoche fehlen dazu fast gänzlich. Bekannt ist aber, dass sich bei den Ärzten die Meinung durchgesetzt hatte, die Chirurgie bzw. das Heilen mit Händen gehöre in die Hand von Laienhelfern oder Volksheilern, wie sie seinerzeit im deutschsprachigen Raum genannt wurden. Somit wurde die Technik der manuellen Medizin Teil der Volksmedizin und ist spätestens seitdem in der Volksmedizin Europas und darüber hinaus verwurzelt.

Die Medizingeschichte zeigt die gemeinsamen Wurzeln von Volksmedizin und wissenschaftlicher Medizin und die bis in die Neuzeit gehenden Wechselwirkungen beider Bereiche auf.

Laut *Meyers Lexikon* ist Volksmedizin »im engeren Sinn (...) die naturheilkundliche Tradition der Kulturvölker (...), die besonders von Hebammen, Schäfern, Kräutersammlern, auch von Schmieden und Zigeunern getragen wird. Die Medizingeschichte zeigt die gemeinsamen Wurzeln von Volksmedizin und wissenschaftlicher Medizin in der Antike und die bis in die Neuzeit gehenden Wechselwirkungen beider Bereiche auf.« Unter dem Begriff »Volksmedizin« wird also ein über Generationen hinweg angesammeltes medizinisches Laienwissen zusammengefasst.

Die manuelle Behandlung lebte seitdem in der Volksmedizin weiter und wurde bei Menschen und Nutztieren (Kühe, Pferde, Schafe usw.) angewendet. Bekannt waren die Laienbehandler, die sich den manuellen Handtechniken verschrieben hatten, unter den Namen Beineinrichter, Knochenheiler, Knochenbrecher, Sehnensetzer, Beinsetzer usw.

Auch Bader und Barbiere übten diese Verfahren aus. Die Branche des Baders ist seit dem Mittelalter nachweisbar. Er betrieb nicht nur eine Badestube, sondern war auch im Bereich der Hygiene und Kosmetik sowie in Teilgebieten der Zahn- und Augenheilkunde sowie der Chirurgie tätig. In der Badestube arbeiteten häufig auch Barbiere, die für das Haare- und Bartschneiden zuständig waren. Zu ihren Aufgaben gehörte aber auch die Anwendung von Aderlässen und die Setzung von Klistieren. In etwa vergleichbar waren auf der britischen Insel die »Bonesetters«, in Italien die »Renunctores« und in Spanien die »Algebristas«.

Es waren keine medizinisch ausgebildeten Therapeuten, sondern »Laiendoktoren«, die diese Leistungen der manuellen Behandlung fortan bei der Bevölkerung anwendeten. Sie erhielten ihr Wissen mündlich und durch eigene Beobachtung sowie unter anleitendem Üben von ihren Lehrern und Lehrerinnen, die meist aus der eigenen Verwandtschaft kamen und mit diesen Techniken vertraut waren.

Das Wissen der Volksmedizin und die manuellen Eingriffe selbst wurden also zumeist in den Familien von Generation zu Generation überliefert, ohne dass etwas niedergeschrieben wurde. Dies könnte unter anderem darin begründet sein, dass entsprechend den damaligen Medizinalordnungen die Ausbildungszeit für Laienhelfer fünfzehn Jahre dauerte, wobei die maximale Dauer beim gleichen Lehrmeister nicht mehr als drei Jahre fortbestehen durfte. Doch kaum einer der Laienbehandler hatte die Möglichkeit, eine solch zeitintensive Ausbildung zu absolvieren, waren sie doch meist daneben auch Bauersleute, Schäfer und dergleichen, oder sie übten einen Handwerksberuf aus. Auch war die Bevölkerung mit der Tätigkeit

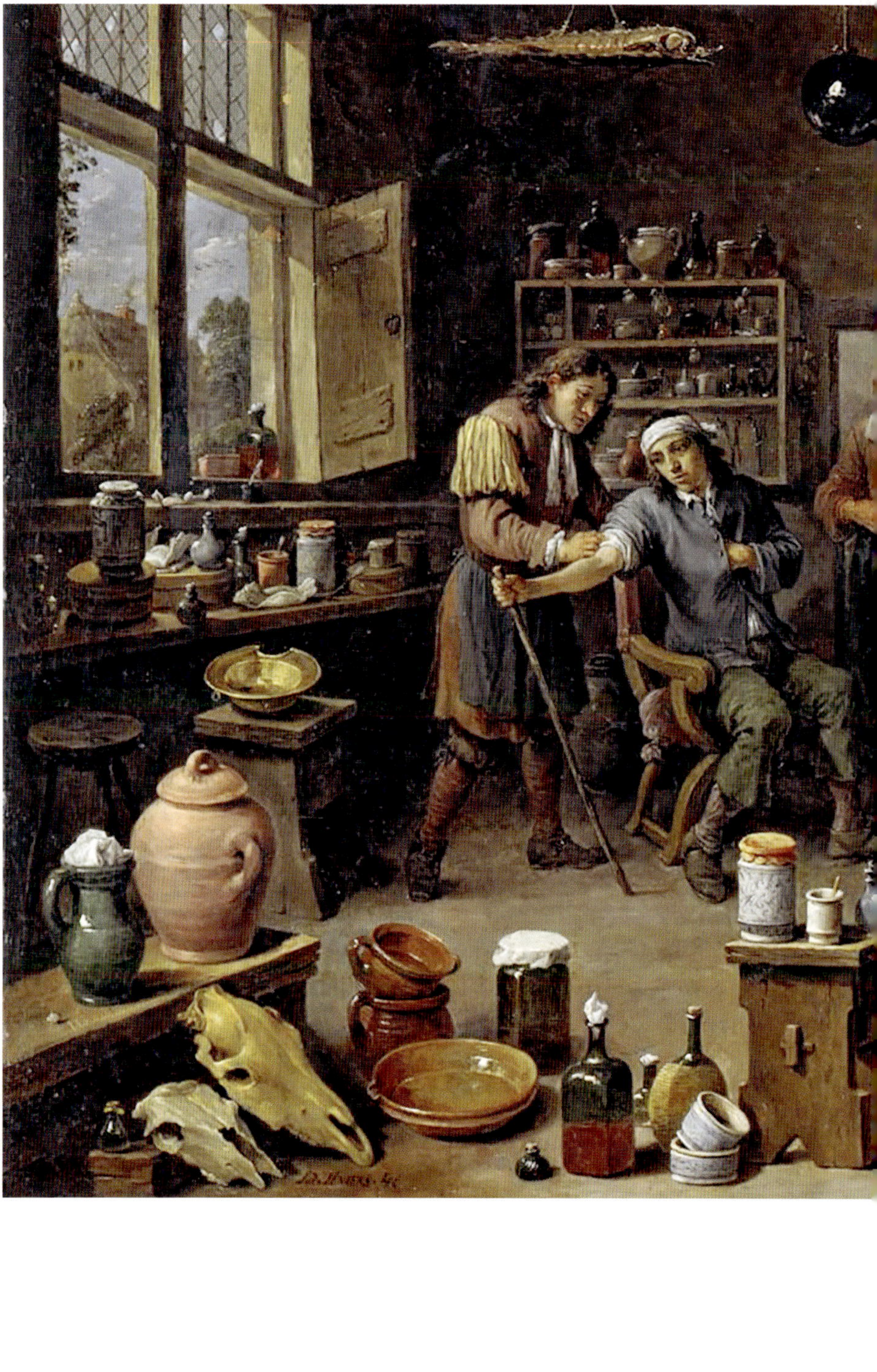

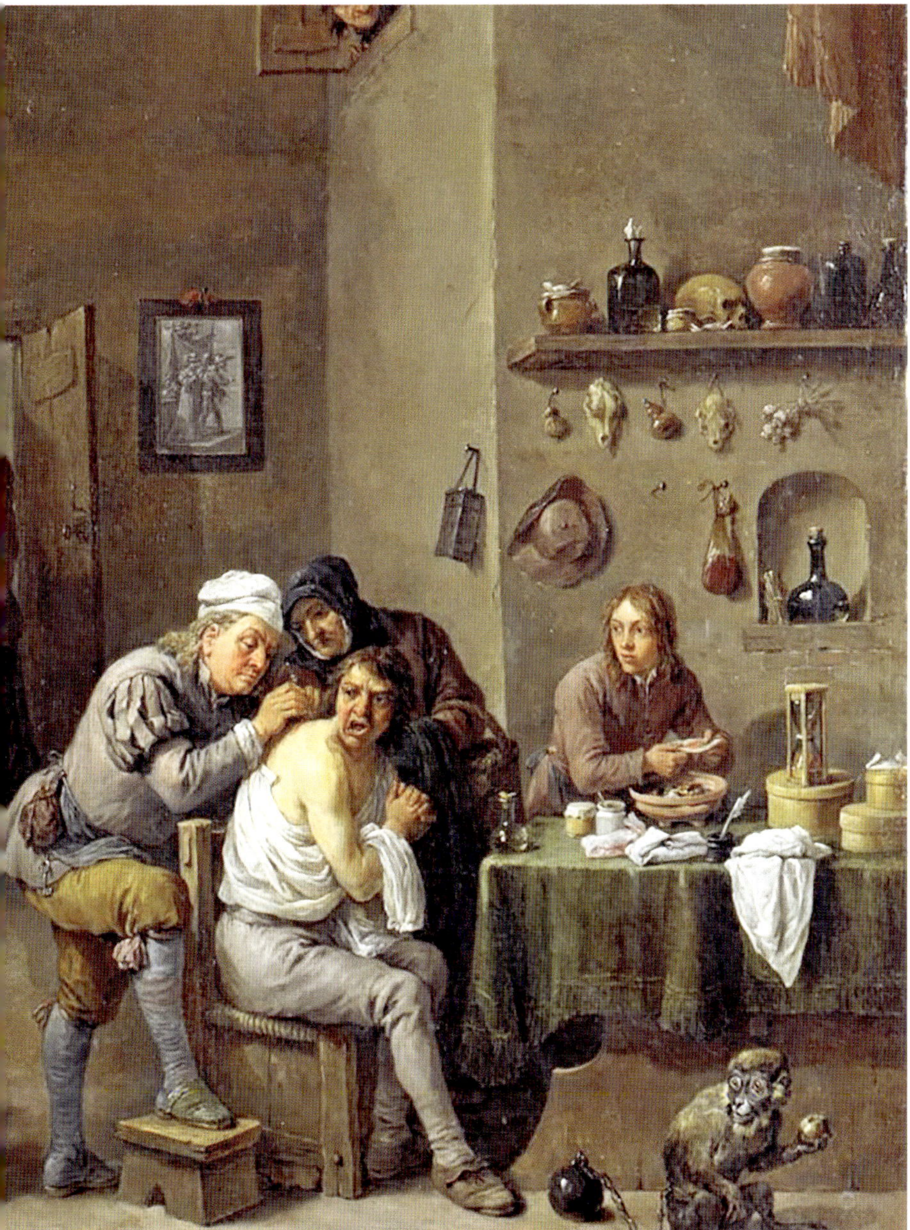

Dieses Gemälde zeigt den Aderlass und das Aufschneiden eines Furunkels. Für diese und ähnliche Behandlungsmethoden waren die Bader im Mittelalter zuständig.
Ölgemälde von David Teniers d. J. (1610–1690).

»Bei der Behandlung von Gelenkschmerzen wird zwischen Tier und Mensch kein Unterschied gemacht.«

ihrer alteingesessenen Heiler zufrieden, man kannte sie und musste nicht allzu viele Worte zu ihrem Tun und Wirken machen.

Während Überlieferungen aus der Tätigkeit der Laienhelfer also äußerst rar sind, ist aus Tirol bekannt, dass dort die »Beinsetzer« zurückgebliebene Rinder einrenkten und wieder in die Herde zurückführten. So ist auch überliefert, dass in den Vereinigten Staaten Cowboys durch ausgewanderte Tiroler Viehhirten von den Handgriffen erfuhren und sie dann bei ihren Tieren angewendet haben sollen.

Bis Anfang des 19. Jahrhunderts war die Bevölkerung in vielen ländlichen Regionen fast flächendeckend durch die sogenannten Knochenheiler versorgt. Die aufstrebende Ärzteschaft, die schon die Städte erobert hatte, drängte nun auch verstärkt in ländliche Bereiche und kam so in Konflikt mit den traditionellen Heilern. Deswegen wurden manuelle Techniken im vergangenen Jahrhundert immer mehr in den Hintergrund gedrängt.

Dennoch hat sich diese Technik bis in unsere heutige Zeit hinein vereinzelt erhalten. Die größte Dichte an Laienhelfern ist wohl bis heute im deutschen, österreichischen und Schweizer Alpengebiet und vereinzelt im Jura, im Appenzellerland, in der Lüneburger Heide und in der Eifel anzutreffen. Im alpenländischen Raum waren bis weit in die 1970er Jahre die Laienärzte ein wesentlicher Faktor bei der Versorgung der Kranken.

Noch heute sind im alpenländischen Raum – insbesondere im Vergleich zu anderen Regionen – vermehrt traditionell wirkende Heiler tätig. Mit diesem Spezifikum hat sich der in Südtirol geborene und in Wien arbeitende Apotheker und Buchautor Arnold Achmüller beschäftigt und eine plausible Antwort gefunden: »Wissen und Glaubensvorstellungen, die sich früher oft regional und kleinräumig unterschieden, wurden (...) zunehmend vereinheitlicht. Gerade in leicht zugänglichen, städtisch geprägten Gegenden gingen dabei große Teile regionalen Heilwissens verloren. Alte Heilmethoden und volksmedizinische Kenntnisse, wie sie ursprünglich auch lange Zeit außerhalb des Alpenraumes zu finden waren, bewahrten sich aber in den entlegenen Tälern des Alpenraumes. Grund hierfür war die vielfach unwegsame Landschaft, die spärliche Mobilität und der daraus folgende Zwang zu einer gewissen Eigenständigkeit in Gesundheitsfragen« (zit. aus Arnold Achmüller: Alpenmedizin, Bozen 2018).

Die Laienhelfer waren und sind weiterhin auf eine ebenso stille wie nachdrückliche Art berufen, diese Fähigkeiten einzusetzen. Noch heutzutage wenden einzelne von ihnen hochgeschätzt und wirkungsvoll diese Techniken am Menschen und auch an Tieren an. Und bis heute wird auf Höfen bzw. innerhalb von Familien das Wissen um die traditionelle Methode der manuellen Heilmethode – so wie es bereits bei den Kelten und Germanen war – weitergegeben.

Es ist auch das Verdienst von Klaus Karsch, dass die Technik der manuellen Gelenkmobilisation nicht in Vergessenheit gerät. Nachdem er in den letzten Jahren zahlreiche Weiterbildungsseminare im »Skribben« durchgeführt hat, bieten auch immer mehr Ärzte, Heilpraktiker, Physiotherapeuten und Heiler diese Technik in ihren Praxen an, sodass sie nicht vergessen, sondern sogar weiterhin aktiv praktiziert wird.

EXKURS: KNOCHENBRÜCHE

Der Vollständigkeit halber soll hier nicht unerwähnt bleiben, dass es unter den Beineinrichtern – und wie sie sonst genannt wurden – auch Personen gab, die in der Lage waren, gebrochene Gliedmaßen sowohl von Menschen als auch von Tieren zu behandeln. Statt des damals noch nicht vorhandenen Röntgengeräts nutzten diese Heiler meist ihre feinfühligen Fingerspitzen. Mit ihren Händen richteten sie sodann die Knochen.

Es folgte – man höre und staune – das Eingipsen durch einen Schienenverband, und auf die Bruchstelle wurde eine sogenannte »Knochenbruchsalbe« geschmiert. Dazu wurden Nickel-, Eibisch-, Schwarz- und Weißwurzeln sowie Ringelblumenblüten mit Rinderknochenmark, Hirschfett und Schweineschmalz unter ständigem Rühren eine halbe Stunde lang aufgekocht. Sobald die Salbe abgekühlt war, wurde sie alle drei Tage auf die Bruchstelle aufgetragen. Wenn die Patienten die Salbe nicht vertrugen, war das ein Zeichen, dass die Bruchstelle nicht genau zusammengefügt war. Eine Neuausrichtung musste durchgeführt werden.

Für die Heilung wurden des Weiteren strenge Bettruhe und eine Diät verordnet mit dem Verbot, Alkohol, Essig, Kartoffeln und Schweinefleisch zu sich zu nehmen.

Abschließend dazu eine Geschichte zum Schmunzeln: »So wird um 1780 von einem Johann Georg Mayr, einem Bauernsohn aus Vorderstoder, berichtet, dass er die gebrochenen Gliedmaßen von Mensch und Tier bestens geheilt haben soll. In einer ›Nota‹, einer Art Beschwerdebrief, beklagen sich Bauern, dass sie, wenn sie sich einen Fuß gebrochen haben, nicht vom Mayr behandelt werden dürfen, weil dieser nicht berechtigt dazu sei.

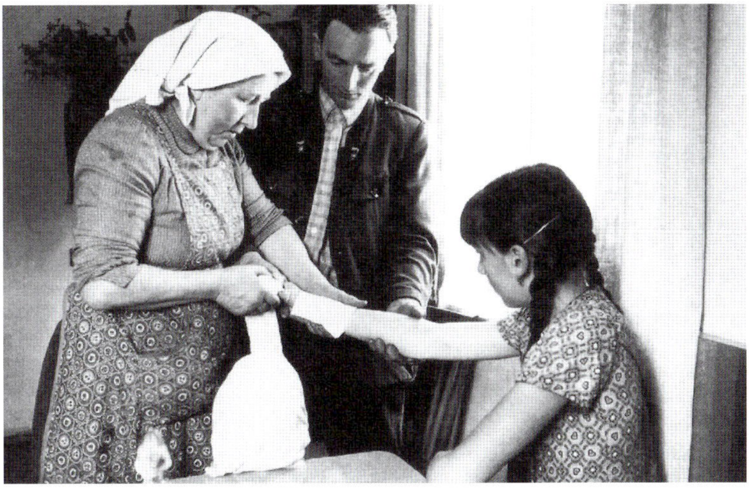

Bruchbehandlung einer Knochendoktorin in den 1940er Jahren auf einer Alm in der Steiermark.

Dagegen habe der Bader von Windischgarsten, der die Berechtigung dazu hatte, die Brüche schlecht geheilt. Die Bauern, so heißt es sinngemäß, würden sich also gezwungen sehen, sich an den Johann Georg Mayr zu wenden, der im Gegensatz zum offiziellen Arzt oder Bader noch ›niemanden verschandelt‹ habe« (zit. aus Roland Girtler: *Aschenlauge. Bergbauernleben im Wandel*, Linz 1997).

Skribben® – eine Volksmedizin fürs Volk

3

Die manuelle Gelenkmobilisation zur Behandlung von Schmerzen und Bewegungseinschränkungen

Von Dr. med. Klaus Karsch

Vorweg sei angemerkt: Das Skribben ist akademisch nicht erforscht. Skribben ist eine manuelle Methode zur Therapie von Gelenk- und Wirbelsäulenbeschwerden, eine Methode zur Behandlung von akuten und chronischen Schmerzen. Beim Skribben arbeitet man an den Sehnen. Das Skribben ist keine gänzlich schmerzfreie Behandlung und eine fürwahr »handfeste Methode«. Diese Praxis wurde über die Jahrhunderte von Kräuterkundigen, Bauersleuten, Knechten, Schäfern angewendet, die von der Bevölkerung aufgrund ihrer Fähigkeiten auch »Knochendoktoren«, »Knochensetzer« oder »Knochenbrecher« genannt wurden. Das Skribben wurde innerhalb der Familien – über Generationen hinweg – weitergegeben. So ist es eine »Medizin der Bevölkerung für die Bevölkerung«.

Insbesondere im gesamten Alpenraum, aber auch in anderen Regionen wie dem Harz, der Eifel und der Lüneburger Heide, in Ostfriesland sowie teilweise in anderen Gebieten des deutschen Sprachraums haben sogenannte »Laiendoktoren« vergleichbare Behandlungen zum Wohle der dort wohnenden Bevölkerung angewendet.

Skribben ist eine manuelle Gelenkmobilisation zur Behandlung von akuten und chronischen Schmerzen.

DIE ENTDECKUNG DES SKRIBBENS

Die Tradition des Skribbens habe ich auf meiner ethnomedizinischen Reise, die ich Anfang der 1980er Jahre angetreten habe, für mich entdeckt. Ich hatte mir einen Rucksack und ein Paar Wanderschuhe gekauft und bin zwei Jahre zu Fuß von Ost nach West über die Alpen gelaufen mit dem Vorsatz, mich in den »Heilgründen« der alpenländischen Laienmedizin »herumzutreiben«. Um es vorwegzunehmen: mit Erfolg! Nach dieser Wanderung war ich reich an Wissen, nicht nur über die Technik, die ich später Skribben taufte, sondern ich konnte mir in dieser Zeit auch wertvolle Kenntnisse auf den Gebieten der Anwendung von Kräutern und Pflanzen aneignen, über die zur jeweiligen Krankheit angepasste natürliche Kost, die energetische Betrachtung von Krankheiten, das Aurasehen, das Handauflegen, das Heilen mit dem Wort und das Gesundbeten sowie die Einbeziehung der Natur insbesondere mit ihren »geheimnisvollen« (Kraft-)Plätzen.

Doch zurück zum Skribben. Bei meiner Alpenquerung habe ich Menschen kennengelernt, die erstaunliche Fähigkeiten bei der Behandlung von Gelenkschmerzen hatten, wobei jedoch jeder »nur« bestimmte Körperteile behandeln konnte. So war in einer Gemeinde der eine für Knieschmerzen, der andere für Kreuzschmerzen, der andere für Hüftschmerzen, der eine für dies, der andere für das »zuständig«. Sie waren also »Spezialisten«. Wenn eine Person gleichzeitig Schmerzen an zwei unterschiedlichen Stellen hatte, musste sie meist zwei dieser »Boindlrichter« aufsuchen. Durch bestimmte Handgriffe nahmen sie den geplagten Menschen ihre Schmerzen. Das Phänomen war also, dass es sich dabei um ein »zerstückeltes« Wissen handelte, denn keiner konnte alle Gelenke oder alle Wirbelsäulenabschnitte behandeln. Und als ein weiteres Phänomen konnte ich feststellen, dass diese »Knochenheiler« im gesamten Alpengebiet nach denselben

Prinzipien arbeiteten, obwohl sich die meisten untereinander überhaupt nicht kannten. Die meisten der Handgriffe – wo auch immer ich war – zeigten eine erstaunliche Übereinstimmung, lediglich ihre Intensität, ob sie sanft oder drastisch ausgeführt wurden, war oft unterschiedlich. Bemerkenswert war für mich, dass alle Heiler ausschließlich Griffe anwendeten, die eine Lockerung des Sehnenapparates zum Ziel hatten. Damals fand ich es frappierend, dass es sich um eine Methode handelt, die in der schul- und in der naturheilkundlichen Szene überhaupt nicht vertreten war und es bis dato – mit Ausnahmen – auch nicht ist. Wir hatten zwar seinerzeit schon die Chiropraktik, ein heftiges Verfahren, das die Knochenstellung regulieren konnte, und wir hatten damals natürlich schon unterschiedliche Massagetechniken, die an den Muskeln arbeiteten. Aber eine Methode, die gezielt und ausschließlich an den Sehnen angewendet wird, hatte ich bis dato weder in meiner medizinischen Ausbildung noch in meinen naturheilkundlichen Erfahrungen kennengelernt. Doch das war es gerade, was mich so faszinierte.

> Damals frappierte mich, dass diese Methode in der schul- und naturheilkundlichen Szene nicht vertreten war.

Wie kann es sein, dass eine so uralte Methode überlebt hat und in unserer Bevölkerung verankert geblieben ist? Wir müssen davon ausgehen, dass zwar die moderne Medizin im städtischen Bereich etwa in der Mitte des 19. Jahrhunderts Fuß gefasst hat, nicht jedoch auf dem Lande. Daher war die Landbevölkerung mit ihrer oftmals schweren körperlichen Arbeit noch lange Zeit darauf angewiesen, mit ihren Beschwerden zu nichtakademischen Helfern zu gehen. Viel später als in den Städten ließen sich dann auch studierte Humanmediziner auf dem Lande nieder, die aber erst das Vertrauen der Landbevölkerung gewinnen mussten. So gingen die Landleut' auch weiterhin zu ihren bisher vertrauten Heilern und Kräuterkundigen und eben auch zu den sogenannten »Knochenheilern« oder »Knochenverbiegern«, von denen sie wussten, dass sie ihnen mit einer Methode helfen konnten, die zwar schmerzhaft, aber »watscheneinfach«, wie wir im Allgäu zu sagen pflegen, und äußerst erfolgreich ist.

Wir haben ja nicht nur in der Wissenschaft die Neigung, Dinge bis zum Kleinsten zu zerlegen, auch in der Naturheilkunde werden die Dinge immer mehr verkompliziert. Das aber war nicht »das Ding« der seinerzeitigen Senner, Bauern und Schäfer und ist auch nicht »das Ding« jener Anwender, die noch heute mit dieser Technik arbeiten. Es ist eben eine handfeste wie einfache Methode, die mehr auf die »Intelligenz der Finger« vertraut als nur auf anatomische Gegebenheiten. Doch ich möchte ausdrücklich darauf hinweisen, dass diese Laienhelfer – wie ich es während meiner ethnomedizinischen Wanderung feststellen konnte – ein ganz erstaunliches Gespür in den Fingern entwickelt haben und sehr viel Kenntnisse über das Funktionieren eines Gelenkes oder einer Wirbelsäule erworben haben.

Skribben ist eine handfeste, einfache Methode, die mehr auf die »Intelligenz der Finger« vertraut als nur auf anatomische Gegebenheiten.

Die Entdeckung und die dabei erworbenen Kenntnisse dieser wundervollen medizinischen Laientechnik haben mich dazu animiert, das gesamte Wissen dieses Heilsystems zu einem Konzept zusammenzufassen, um es an meinen Patienten anzuwenden und in entsprechenden Ausbildungen weiterzugeben. Jeder Absolvent der Skribben-Ausbildung soll danach in der Lage sein, alle Gelenke der Wirbelsäule und Extremitäten zu behandeln, um damit seinen Klienten und Patienten zu helfen.

»Der Heilschatz der Landbevölkerung drückt sich in praktischem Wissen und Können aus.«

WISSENSÜBERTRAGUNG

Die Art, wie mir die »Laiendoktoren« ihr Wissen »übertragen« haben, war für mich ein großes Vergnügen. Es fiel ihnen oft schwer, ihre Kenntnisse verbal weiterzugeben. Sie haben wenig gesprochen, sondern sie haben es mir demonstriert. Was sie oft sagten, war: »Schau's da halt an ..., aba kapiern wirst es sowieso net.« Ich habe es also gelernt, weil es mir gezeigt worden ist. Ich spürte, dass man sich auf diese Menschen und deren Eigenart einlassen musste, um ihr Wissen zu verstehen.

Es war aber auch eine gewisse Ehre, die mir mit der Übertragung ihrer Kenntnisse von diesen meist nicht sehr gesprächigen Zeitgenossen zuteil wurde. Denn in der Regel wurde das wertvolle Wissen nur innerhalb der Familie weitergegeben, meist über eine Generation hinweg, in der Regel vom Opa oder von der Oma an einen Enkel. Begründet wurde diese ungeschriebene Regel ganz einfach mit den Floskeln: »Mei, das hat man schon immer so gemacht« oder: »Das ist halt so«. Vielleicht waren auch – zumindest ein bisschen – die damit verbundenen Einnahmen ein Grund, denn die Patienten ließen natürlich meist auf freiwilliger Basis »immer etwas da«. Und eine weitere Überlegung, warum das Wissen nur innerhalb der Familie weitergegeben wurde, war der Wunsch, dass die von der Familie praktizierte Technik »nicht von außen versaut« werden sollte. »Es sollte das Original, so wie es innerhalb der Familie über Jahrhunderte hinweg praktiziert worden war, bleiben.«

Doch schon vor rund vierzig Jahren, zu Zeiten meiner Wanderung, war das Interesse, die Techniken von den Großeltern gezeigt zu bekommen, bei den Enkeln – um es vorsichtig auszudrücken – nicht mehr sehr ausgeprägt. Vielleicht war dies auch ein Grund und für mich somit ein Glück, dass mir diese Menschen ihr Wissen anvertraut haben.

DIE BEZEICHNUNG »SKRIBBEN«

Die Bezeichnung »Skribben« war eine spontane Wortschöpfung von mir. Ausgangspunkt für dieses Kunstwort waren Laute eines Schäfers namens Hannes, dessen Nachname ich nicht kenne. Viele Schäfer kannten die Techniken der Knochenbrecher und haben sie an ihren Tieren angewendet. Und das war auch notwendig, da sich ihre Schafe oft die Gelenke verrenkten. Eines Tages sah ich, wie der Schäfer Hannes ruckartig am Bein eines seiner Tiere zerrte und zog und dabei immer ein bestimmtes Wort murmelte, das ich anfangs – auch weil ich kaum zugehört hatte – nicht richtig verstand. Bis ich doch mal genauer hinhörte, als Hannes bei einem Schaf das Bein einrenkte: Er murmelte dabei immer wieder »Skribb – Skribb – Skribb«. Als ich Jahre später in Hamburg mein erstes Seminar zu dieser Methode gab, wurde ich von den Teilnehmern gefragt, wie denn diese Technik heiße. Da fiel mir das Gemurmel des Schäfers ein, und meine Antwort auf die Frage war ganz spontan: »Skribben.« Das war die Geburtsstunde des Wortes Skribben. Nicht unerwähnt möchte ich lassen, dass Hannes' Schaf nach der Behandlung wieder ohne Hinken laufen konnte.

> Das Bestechende an der Gelenkmobilisation Skribben ist ihre fast risikolose Anwendung, die leichte Erlernbarkeit und der Erfolg der Behandlung.

Seit dieser Begebenheit nenne ich meine manuelle Gelenkmobilisation Skribben. Vor einigen Jahren habe ich diese Bezeichnung als Wort-Marke beim Deutschen Patent- und Markenamt schützen lassen, insbesondere deshalb, weil ich diese Methode so weiterentwickelt habe, dass sie für die heutige Zeit anwendbar ist. Mir geht es vor allem auch darum, dass diese einfache, ursprüngliche, traditionelle Gelenkbehandlung nicht verändert wird. Und dass der Begriff Skribben nicht für andere manuelle Gelenktherapien benutzt wird. Mir wurden Seminarangebote zum Skribben unterbreitet, deren Dozentinnen und Dozenten ich noch nie gesehen habe, geschweige denn, dass sie bei mir die Skribben-Ausbildung gemacht hätten. Wer Skribben bei mir gelernt hat, darf es selbstverständlich auch so nennen und im privaten Rahmen oder als Therapeut in seiner Praxis anwenden, aber nicht unterrichten. Zur Lehrberechtigung für Skribben bieten wir ein Repetitorium (siehe Seite 133) und einen Lizenzvertrag an. Der Wiederholungskurs (Repetitorium) dient natürlich auch zur eigenen Überprüfung und Verfestigung des praktizierten Wissens sowie zum Austausch mit anderen Anwendern.

Die Methode der »Knochendoktoren« – die ich während meiner zweijährigen Wanderung erforscht habe – war dazu da, der Bevölkerung zu nützen. Sie war und ist immer noch etwas, was die Menschen »brauchen«. »Brauchtum« also, nicht gemeint in einer ideologischen Sichtweise, sondern in dem Sinne, dass sie in einem bestimmten Kulturkreis gewachsen ist wie hier insbesondere in alpenländischen Gefilden. Denn Skribben ist wirklich einfach und schnell und vor allem erfolgreich anwendbar.

Es wäre schade, wenn das Wissen darüber verloren ginge. Um dem vorzubeugen, habe ich schon viele Menschen – private und solche vom Fach – im Skribben ausgebildet. Auch dieses Buch wird sicherlich dazu beitragen, dass die Methode für unsere Nachkommen erhalten bleibt.

»Die Methode der ›Knochendoktoren‹ war dazu da, der Bevölkerung zu nützen.«

DIE FUNKTIONSWEISE DES SKRIBBENS

Das Bestechende an der Gelenkmobilisation Skribben ist ihre fast risikolose Anwendung, die leichte Erlernbarkeit und der Erfolg der Behandlung. Im Gegensatz zur Chiropraktik, zu vielen Massagetechniken und entsprechend anderen Methoden ist das Charakteristische am Skribben, dass an den Sehnen gearbeitet wird. Und zwar sowohl an den tastbaren Sehnen selbst, die die Gelenkteile miteinander verbinden, als auch an den Sehnenübergängen zur Muskulatur. Dort befinden sich die Golgi-Sehnenorgane, die bei Verspannungen und starken Kontrakturen oft schmerzempfindlich sind. Das Golgi-Sehnenorgan ist ein Sinnesorgan, das die Muskelspannung reguliert. Der Druck auf die Sehnen im Bereich dieses kleinen Sinnesorgans erzeugt einen nervlichen Reflex, der im Rückenmark verarbeitet wird und dann den Muskel, der zu dieser Sehne gehört, entspannt. Eine Zurückführung der betroffenen Muskulatur in den physiologischen Tonus und eine gezielte Behandlung in den Bindegeweben kann schon zur Schmerzfreiheit führen.

Genau diesen Regelmechanismus haben die Laienheiler intuitiv genutzt. Die Therapie besteht darin, diese Verspannungen oder Kontrakturen in den Gelenken zu lösen, um Bewegungs- und Schmerzfreiheit herzustellen. Ausgehend davon, dass der Mensch an einem Gelenk Schmerz verspürt, der aufgrund einer Verspannung hervorgerufen worden ist, übt der Behandelnde mit den Fingern Druck aus und macht dabei eine Bewegung, die die Sehne »zwingt«, sich zu verlängern.

Eine Skribben-Behandlung läuft in der Regel immer nach dem gleichen Schema ab. Generell werden die einzelnen Sehnenansätze an dem entsprechenden Gelenk bearbeitet. Dazu bringt der Behandler zuerst die Sehne in eine verkürzte Lage, um die Sehne gut ertasten zu können. Mit der einen Hand fixiert er dann mit Daumen, Zeige- oder Mittelfinger die Sehne seines Patienten, indem er stark auf den Schmerzpunkt drückt. Mit seiner anderen Hand steuert er das Gelenk mit einer rhythmischen, etwa drei- bis viermal ruckartig unterbrochenen Bewegung in die diametral entgegengesetzte Richtung. Für die Dauer des kompletten Bewegungsablaufs muss der Behandler den Druck auf die fixierte Sehne des Patienten aufrechterhalten. Um den Rhythmus der Bewegung zu sichern, kann der Therapeut die Behandlung lautmalerisch mit »Skribb – Skribb – Skribb« unterstützen. Diese einfachen und schmerzlösenden Bewegungen sind im Grunde das gesamte Prinzip der Therapie und bei allen Gelenken der Extremitäten und der Wirbelsäule möglich.

Die spannende Frage ist: Warum bewirken die Skribben-Griffe Schmerzfreiheit? Es hat damit zu tun, dass sich die Sehnen bzw. die Sehnenplatten durch die Griffe wieder dehnen – mit dem Ergebnis, dass sich dann die Knochen bzw. die knöchernen Strukturen sozusagen von selbst richtig einstellen. Für den Behandler ist es daher wichtig zu wissen, wo die Sehnen verlaufen. Der Vorteil ist auch, dass die Knochen nicht verschoben werden müssen, was eine viel gewaltsamere Alternative wäre. Es nützt auch nicht sehr viel, die Muskeln insbesondere bei akuten Zuständen zu massieren. Es ist wichtig, dass man das Skribben als ein Lösen der Verspannungen von Sehnen, Sehnenplatten oder sonstigen sehnigen Strukturen begreift. Eine Linderung der Schmerzen wird in den allermeisten Fällen schon während der ersten Skribben-Sitzung erzielt.

Um den Rhythmus der Bewegung zu sichern, kann der Therapeut die Behandlung lautmalerisch mit »Skribb – Skribb – Skribb« unterstützen.

Welche Indikationen gibt es fürs Skribben? Generell kann man sagen: bei jeder Art von Gelenkschmerzen an den Extremitäten und an der Wirbelsäule ist diese Behandlung anwendbar – selbst dann, wenn der Patient den Schmerz nicht genau lokalisieren kann. Als besonders wirksam hat sie sich auch bei Knie- und Hüftarthrose oder Schulterimpingement erwiesen.

Das Hauptanwendungsgebiet ist also der Gelenkschmerz, unabhängig von der Genese, ob durch akutes Trauma oder Verschleißerscheinung – Arthrose, Ischialgie, Hexenschuss oder Schulterimpingement, um einige Indikationsgebiete zu nennen. Bei Herzrasen und verspannungsbedingtem Kopfschmerz hat sich Skribben ebenfalls sehr bewährt. Auch ein entzündetes Gelenk kann Erleichterung erfahren.

Skribben ist ebenso bei Erschöpfungszuständen äußerst hilfreich.

Skribben ist auch möglich bei Bewegungseinschränkungen durch Kontrakturen, beispielsweise Muskelverkürzungen, die zum klassischen Einsatzgebiet etwa in der Nachbehandlung von Unfall- und Sportverletzungen gehören. Zum weiteren Anwendungsbereich von Skribben gehört die Hypermobilität oder Hyperflexibilität, wenn also eine Beweglichkeit der Gelenke und Bänder über das alters- und geschlechtsbezogene Maß hinaus vorliegt, bei den sogenannten »Gummimenschen« (Kontorsionisten). Die Technik ist also auch sehr schön zur Tonisierung, also zur Stärkung der Muskelspannung, anwendbar. Geeignet ist das Skribben zudem bei der Fibromyalgie bzw. dem Fibromyalgiesyndrom, einem Syndrom weit verbreiteter Schmerzen in den verschiedensten Körperregionen, verbunden mit Schlafstörungen und vermehrter Erschöpfung. Dosiert eingesetzt, hilft diese Methode hier auf hervorragende Weise.

Skribben ist ebenso bei Erschöpfungszuständen äußerst hilfreich. Die Erklärung dafür ist einfach: Eine Behandlung, die sich über mehrere, auch gesunde Gelenke erstreckt, bewirkt – so konnte ich im Laufe der Zeit feststellen – eine verstärkte Energiezufuhr. Die Durchblutung wird aktiviert und damit auch die Sauerstoffzufuhr in den Zellen. Der Organismus findet wieder in sein gesundes Gleichgewicht.

KONTRAINDIKATIONEN

Bei der richtigen Anwendung des Skribbens gibt es keinerlei Kontraindikationen, außer bei Knochenbrüchen und frischen Sehnenrupturen. Zurückhaltung ist beim Vorliegen von schweren Bandscheibenvorfällen oder hochentzündlichen Gelenken angezeigt. Auch beispielsweise bei einem Rheumaknie ist es wenig sinnvoll, daran zu arbeiten, weil dies zu noch größeren Schmerzen führen könnte. Andererseits ist aber eine geringfügige Entzündung des Gelenks kein Grund, auf eine Skribben-Behandlung zu verzichten.

Die Kunst ist, die Behandlung dem Gelenk und dem Empfinden des Patienten anzupassen.

DIE INTENSITÄT DER BEHANDLUNG

Der Behandler und sein Patient müssen wissen, dass das Lösen der Verspannungen in den Sehnen mithilfe des Skribbens auch schmerzhaft sein kann. Davor kann der Behandler seine Patienten nicht bewahren. Doch hinter dem Schmerz wohnt die Freiheit!

Man kann diese Methode mit sehr unterschiedlichem Druck und variabler Heftigkeit ausüben. Wenige Behandler trauen sich, »richtig hinzugreifen«, viele »fummeln« nur irgendwie »herum«. Die Kunst der Behandlung besteht darin, ein Gleichgewicht zu finden zwischen maximaler Intensität und sanftem Bearbeiten, um den größtmöglichen Effekt, angepasst an das Gelenk und vor allem auch die Empfindlichkeit des Patienten, zu erzielen.

Daher besteht die Kunst des Skribbens auch darin, dass der Behandler gelernt hat, was er seinem Patienten zumuten kann. Hilfreich ist es, wenn der Behandler den Gesichtsausdruck seines Patienten beobachtet. Ich persönlich behandle lieber »herzhaft«, andere machen es feiner. Grob darf es auf keinen Fall sein.

Natürlich konsultierten mich auch Menschen, denen ich an ihrer Statur ansah, dass ich mich etwas zurücknehmen sollte. Ich kann mich an eine Erfahrung am Anfang meiner Skribben- Laufbahn erinnern, als mir eine vornehme ältere norddeutsche Dame mit Spitzenblüschen mit zarter, hoher Stimme ihre seit Jahrzehnten bestehenden Schmerzen im Kreuz schilderte. Ich habe sie dann sehr sanft und vorsichtig geskribbt, und trotzdem sprang dieses »kleine Persönchen« auf, rannte zur Tür und schrie mit tiefster, bäriger Stimme: »Jetzt hält mich hier nichts mehr, hier zieh ich aus!« Ich war total verblüfft. Doch noch in der Tür drehte sie sich abrupt um und sagte freudig überrascht: »Es ist vorbei, der Schmerz ist weg!«

Damit das Skribben leichter anwendbar ist, gibt es verschiedene vorbereitende Hilfsmittel: ein im Dampfbad erwärmter Heublumen-Sack (auch in der Apotheke erhältlich), ein Umschlag mit »Retterspitz-Lösung äußerlich«, heiße Wickel mit und ohne Zusätze oder in Kombination mit Salbenapplikationen, wie zum Beispiel Cayennesalbe, die besonders gut wärmt. All diese unterstützenden Maßnahmen stellen Wärmeanwendungen dar, die zu einer besseren Durchblutung führen, das Gelenk sozusagen »warm machen« und auch beweglicher. Heute üblich – allerdings weniger traditionell – sind Wärmeanwendungen mit meist vorgefertigten Fangopackungen und Peloiden.

Heilerde, vorzugsweise aus der Region, warm oder kalt aufzulegen, ist auch eine übliche Gelenkbehandlung und gute Ergänzung zum Skribben. Im Allgäu werden auch Kohlblätter als Wickel eingesetzt, oder es wird Quark auf die schmerzenden Gelenke aufgetragen.

Frische Brennnesseln auf der Haut angewendet, unterstützen durch vermehrte Durchblutung die Heilung.

Früher, als ich mit meiner kleinen Arztpraxis anfing, habe ich gerne frische Brennnesseln aus meinem Garten geholt und die schmerzenden Körperregionen damit behandelt. Durch leichte Schläge mit Brennnesseln wird die Haut direkt an den schmerzenden Stellen aktiviert. Es ist für mich eine effektive Methode, um die heilungsfördernde, vom Histamin ausgelöste Durchblutung zu erhöhen. Heute ist diese Behandlung wohl nicht mehr ganz so üblich, aber früher war diese Art von Therapie in der »einfachen Medizin des Volkes« noch in Anwendung. Ich wende sie immer noch gerne an oder benutze als guten Ersatz für diese Art der Brennnesselbehandlung eine Histaminsalbe.

»IN DEN SEHNEN STECKEN DIE SEHNSÜCHTE«

Mit diesem Satz beschrieb Sepp, der kleine Senner von der Teichalm, die Inhalte, die sich hinter Sehnenreizungen und -verspannungen verstecken. Die Wahrheit dieser Aussage konnte ich gleich am Anfang meiner Skribben-Karriere selbst nachvollziehen, als ich eine Kellnerin in einem Gasthaus in der Wachau behandelte.

Sie konnte ihren Kopf nicht mehr bewegen. Ich bot ihr meine Hilfe an und skribbte ihre Halswirbelsäule. Während dieser Behandlung sagte sie plötzlich: »Oh, jetzt spüre ich das erste Mal wieder meinen Nacken.« Ich fragte sie daraufhin: »Und vorher haben Sie nicht gewusst, wo Ihnen der Kopf steht, oder?« Da schaute sie mich verdutzt an und sagte: »Ja genau, das war es.« Es ist dieses sprachliche Bild »Ich weiß nicht, wo mir der Kopf steht«, das ihr zu mehr Klarheit verhalf. Da sie in ihrer damaligen Lebenssituation überfordert war, hatte das zu immer mehr Verspannungen geführt. Ganz offensichtlich war dieser Satz für sie ein Schlüsselerlebnis, und als sie ihren Nacken wieder spüren konnte, war sie in der Lage, diesen Schmerz loszulassen.

Natürlich sollte sich der Behandler spätestens nach erfolgreicher schmerzbefreiender Therapie den Ursachen der Schmerzen seines Patienten widmen. Es können zum Beispiel Fehlhaltungen bei der Arbeit oder beim Sport usw. für die Schmerzen verantwortlich sein. Die Schmerzen können aber auch durch Entzündungen entstehen, die dazu führen, dass sich die Muskeln verspannen, die Sehnen zusammenziehen und dadurch Schmerzsignale ausgesendet werden. Der erste Schritt ist immer, die Schmerzen durch Skribben weitgehend abzustellen. Durch die dabei erzielte Entspannung der Muskulatur stellen sich auch die Gelenkflächen neu ein, und die Schmerzen verschwinden meist. Skribben ist eine Schmerzbehandlung, kann jedoch nicht Haltungsschäden als Ursache der Schmerzen beseitigen. Dazu bedarf es einer Behandlung der Fehlhaltungen als weiteren Schritt. Hier kommt eine zusätzliche Behandlung aus dem Bereich der Physiotherapie wie beispielsweise die Bewegungsschulung der Spiraldynamik® oder auch die Alexander-Technik infrage (Näheres siehe Kapitel 6, Seite 134).

Durch die Schmerzlinderung mittels Skribben ist es leichter, an die Ursachen, zum Beispiel Fehlhaltungen, heranzukommen.

Mit den Händen heilen

4

Die Skribben®-Behandlung in der Praxis
Von Dr. med. Klaus Karsch,
Bildbeschreibung von Elisabeth Karsch

Der Grund dafür, dass eine Person zu einem Skribben-Behandler kommt, sind fast immer Schmerzen, die in den unterschiedlichsten Körperregionen sein können.

Die Durchführung der Skribben-Technik erfolgt zwar meist nach der gleichen Verfahrensweise, doch gibt es natürlich Besonderheiten zu beachten. Das Gute an der Umsetzung des Skribbens ist, dass der Behandler lediglich seine Hände für die Behandlung braucht. Es ist also eine Therapie, in der mit den Händen geheilt wird.

Die folgenden Ausführungen zeigen, dass Skribben als einfache, bewährte und vorzügliche Behandlungsform für die meisten Gelenke des Körpers heute aufgrund ihrer erfolgreichen Methodik mehr denn je ihre Berechtigung hat. Sie kann von jeder Frau und jedem Mann, auch von medizinisch nicht ausgebildeten Menschen, in kurzer Zeit leicht erlernt werden und ist nach der Ausbildung sofort anwendbar, so wie es in früheren Zeiten der Fall war, als das Wissen der Laiendoktoren – wie bereits ausgeführt – innerhalb von deren Familien weitergegeben wurde. Manch ein Schäfer hat sich die Behandlung seiner Tiere sogar selbst beigebracht, wie ich in Erfahrung bringen konnte. Diese Behandlungsform ist ein lebendiges Wissen, dessen Grundlage nicht die Anatomie ist, sondern das Gespür in den Händen, die sogenannte »Intelligenz der Finger«.

Generell gilt, dass zu Beginn einer Behandlung die Beweglichkeit der Gelenke bzw. der Wirbelkörper, insbesondere aber auch die Schmerzpunkte durch Ertasten geprüft und gefunden werden sollten.

Als notwendige Hilfsmittel zur Durchführung des Skribbens werden lediglich zwei Stühle oder Hocker benötigt (weitere mögliche Hilfsmittel siehe Kapitel 3, Seite 67). Es sind also Gegenstände, die es in jedem Haushalt, in jedem Büro, in jeder Schule oder in jeder Kabine eines Sportvereins gibt, auch in jedem Wirtshaus. Professionell ist – so wie es meist in Praxen üblich ist –, dass der Behandler auf einem in der Höhe verstellbaren Hocker sitzt, um in einer für ihn günstigen Lage flexibel behandeln zu können. Wichtig ist auch, dass der Behandler locker und entspannt ist. Der Patient selbst sollte stabil und auch möglichst entspannt sitzen.

DIE MANUELLE GELENKMOBILISATION SKRIBBEN AUF DEN PUNKT GEBRACHT:

Das Prinzip der Behandlung besteht darin, dass der Therapeut mit den Fingern der einen Hand das betroffene Bindegewebe fixiert, meist drückt und mit der anderen Hand das Gelenk passiv unter Zug bewegt bzw. die Struktur durch eine spezielle rhythmische Bewegung löst und entlastet. Wenn beide Hände des Therapeuten im Gewebe der Fixierung dienen, wie bei einigen Griffen an der Wirbelsäule, wird der Patient aufgefordert, die entsprechende Bewegung selbst zu machen.

In den meisten Fällen wird an den Sehnen gearbeitet. Das Gelenk wird in der Regel in eine Stellung gebracht, in der die betroffene Sehne verkürzt ist. In dieser Position wird sie gedrückt und dabei unter Zug rhytmisch in kleinen abgesetzten Schritten (»skrib – skrib – skrib«) in die Gegenrichtung bewegt, verlängert und entspannt.

Ergänzend dazu gibt es auch Strichführungen über das Gewebe, meist mit dem Daumen durchgeführt. Vor der Durchführung dieser Friktion wird Creme auf das zu behandelnde Gewebe aufgetragen.

Anhand der Fotos auf den nächsten Seiten werden die wichtigsten Griffe und Vorgehensweisen an den verschiedenen Gelenken gezeigt und erläutert.

Vor und nach jeder Behandlung werden die Bewegungsfreiheit und der Schmerzzustand des Gelenkes geprüft.

HINWEIS Die folgenden Ausführungen sind aus der Sicht eines rechtshändigen Behandlers geschrieben.

Skribben®
Schritt für Schritt

Skribben ist praktisches Tun.

Wenn Sie Skribben studieren und wirklich kennenlernen wollen, legen Sie sich ein Nachschlagewerk der Anatomie zurecht, um nicht geläufige Bezeichnungen nachzuschauen. Und organisieren Sie sich mindestens einen Partner. Wenn Sie zu dritt arbeiten, kann jemand die Anleitung vorlesen und die beiden anderen diese durchführen.

Text und Fotos ergänzen sich zu einem Gesamtbild der Behandlungsabläufe.

Um dieses Kapitel zu begreifen, ist es wichtig, den Inhalt zu praktizieren.

Wir wünschen Ihnen viel Spaß und Erfolg!

DIE HAND

Im Folgenden wird gezeigt, wie die linke Hand einer Patientin behandelt wird. Zunächst ist die Beweglichkeit der Hand in allen Bewegungsrichtungen zu prüfen, um feststellen zu können, wo die Bewegungseinschränkungen sitzen.

RÜCKSEITE DER HAND

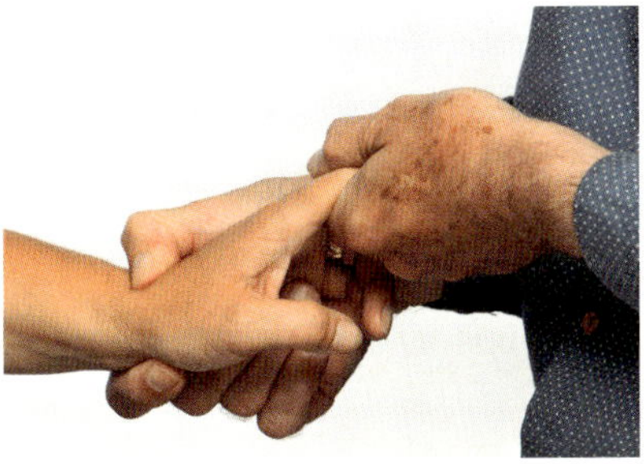

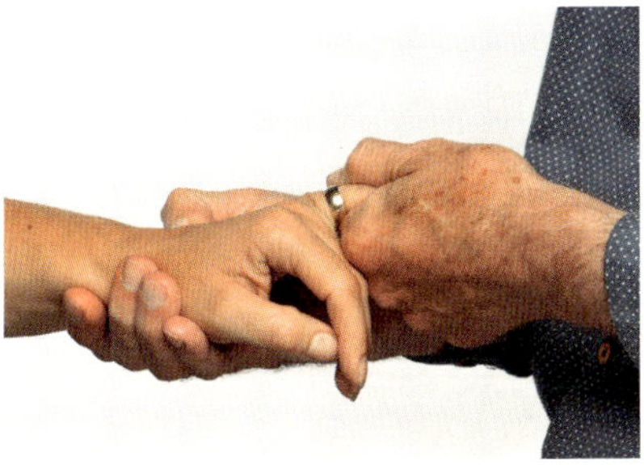

Auf der Rückseite der Hand werden die Sehnen über dem Handgelenk, von der Daumenseite ausgehend zur Kleinfingerseite des Patienten, behandelt. Eine Hand des Behandlers drückt auf die Sehne, die andere Hand greift in der Verlängerung der Sehne zwei Finger des Patienten, um unter Zug mobilisierende Bewegungen durchzuführen. Wie auf dem oberen Foto zu sehen ist, wird eine Sehne in Zeigefingernähe gedrückt und die dazugehörigen Zeige- und Mittelfinger gehalten. Jetzt wird die Hand hochgehoben und dann unter Zug und kreisenden Bewegungen nach unten bewegt.

Sodann wird die nächste Sehne über der Mitte des Handgelenkes gedrückt, Mittel- und Ringfinger des Patienten werden gehalten, seine Hand mit Druck auf die Sehne wieder hochgehoben, um anschließend wieder unter Zug und kreisenden Bewegungen die Hand hinunterzuführen.

In gleicher Weise wird die äußere Sehne am Handgelenk über Ring- und kleinem Finger behandelt.

Das zweite Foto zeigt die Abwärtsbewegung der Behandlung an dieser Sehne.

INNENSEITE DER HAND

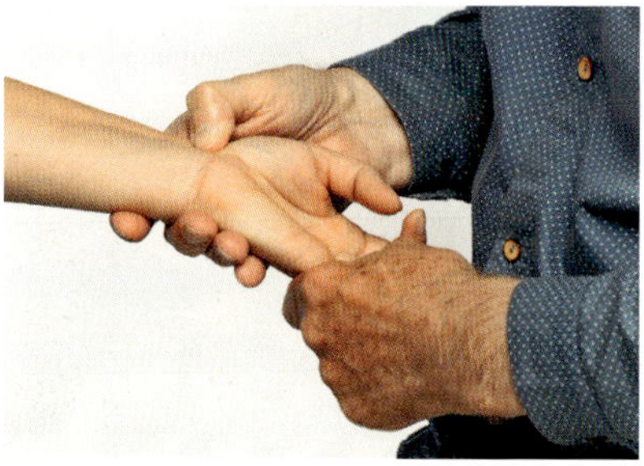

Die Innenseite der Hand des Patienten wird wie die Rückseite behandelt, nur in gegensätzlicher Richtung.

DIE SEITEN DER HAND

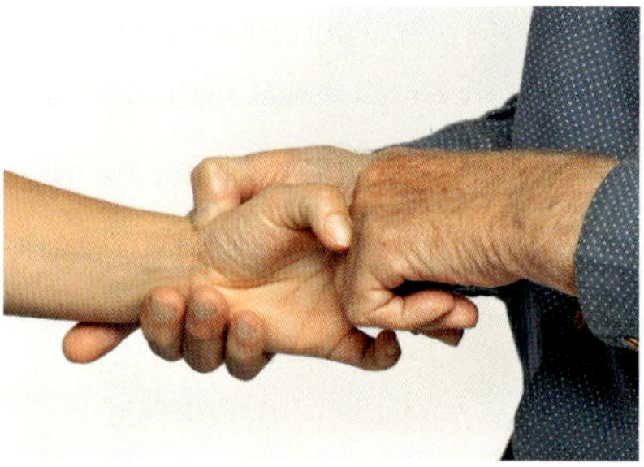

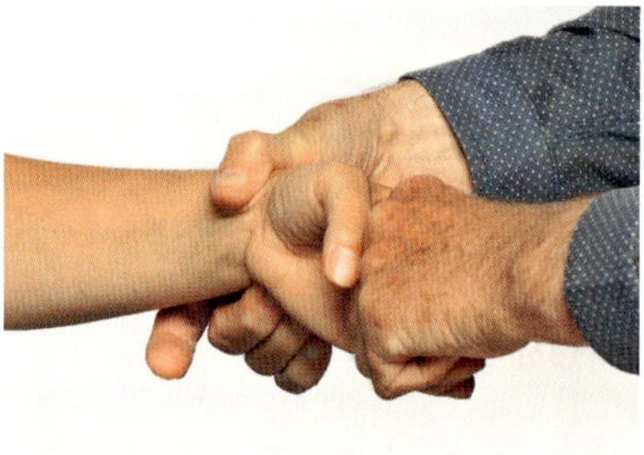

Diese Behandlung wird an der Daumen- und an der Kleinfingerseite der Hand, am Handgelenkspalt durchgeführt. Die seitliche Sehne unterhalb des Daumenballens wird gedrückt und die Hand seitlich so bewegt, dass der Daumen sich dem Unterarm nähert (Druck beibehalten). Mit seiner anderen Hand bewegt nun der Behandler die Hand des Patienten in diametraler Richtung, also so, dass sich jetzt der kleine Finger Richtung Unterarm bewegt.
In dieser Stellung drückt er den seitlichen Sehnenpunkt unterhalb des Kleinfingerballens und bewegt wieder die Hand in diametraler Richtung.

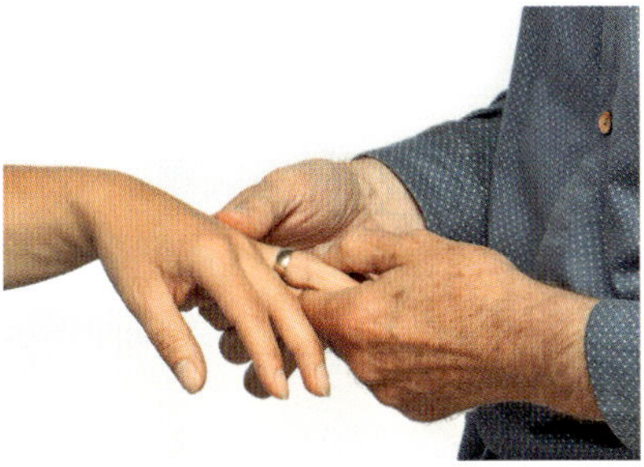

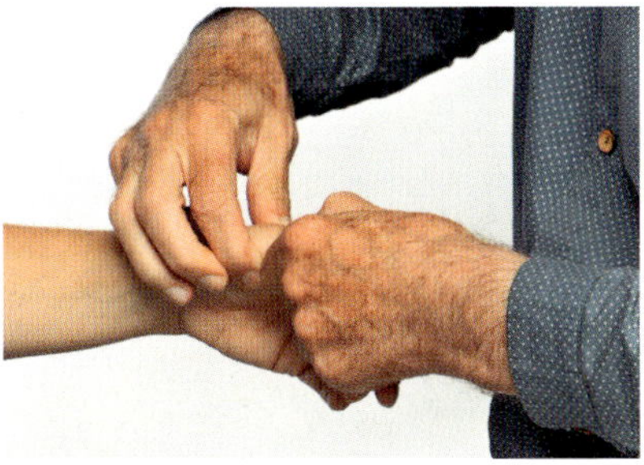

Vom Fingerknöchel (Fingergrundgelenk) wird entlang des Mittelhandknochens bis zum Handwurzelknochen des Patienten gestrichen. An diesem Endpunkt drückt der Daumen am Handrücken und ein Finger, meist der Zeigefinger, am Handteller des Patienten das Mittelhand-Handwurzel-Gelenk. Die andere Hand des Behandlers hält den zugehörigen Finger (oder das andere Ende des Mittelhandknochens) und bewegt diesen unter Zug auf und ab.

Das Foto zeigt die Vorgehensweise anhand des Ringfingers. Die gesamte Behandlung erfolgt vom Zeigefinger bis zum kleinen Finger. Wie dies beim Daumen geschieht, wird im Folgenden geschildert.

Auch beim Daumen des Patienten wird zunächst bis zum Handwurzelknochen gestrichen und gleich wie bei den anderen Fingern gedrückt. Die andere Hand des Behandlers erfasst den Daumen in der Nähe der Druckpunkte und mobilisiert vorsichtig unter Zug und kreisender Bewegung. Da der Daumen sehr frei liegt und auch beweglicher als die anderen Finger ist, können hier mehrere Punkte um das Daumensattelgelenk behandelt werden. Dies kann, mit viel Feingefühl ausgeführt, eine Erleichterung bei der leider häufigen Arthrose in diesem Gelenk (Rhizarthrose) herbeiführen.

Nun werden jeweils zwei benachbarte Mittelhandknochen gegeneinander bewegt (analog zu den Mittelfußknochen, siehe Seite 93).

Der Behandler hält mit dem Zangengriff einen Mittelhandknochen fingernah, den anderen Mittelhandknochen mit der anderen Hand handwurzelnah und bewegt sie nun gegeneinander.

DIE FINGER- UND DAUMENGELENKE

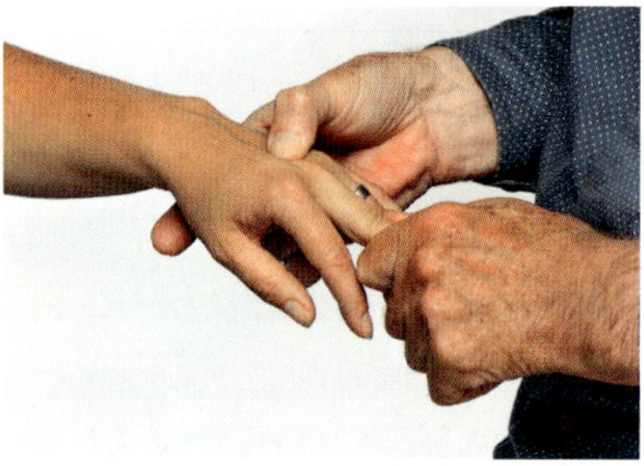

Am Fingergrundgelenk (am Fingerknöchel) des Patienten wird mit dem Daumen auf die Rückseite und mit einem Finger auf die Innenseite gedrückt (dieser Zangengriff kann auch umgedreht werden). Die andere Hand des Behandlers bewegt den Finger unter Zug leicht kreisend sowie auf und ab. Das Foto zeigt die Vorgehensweise anhand des Mittelfingers. Die Behandlung erfolgt vom Daumen bis zum kleinen Finger. Sie kann bei Bedarf auch an den anderen Daumen- und Fingergelenken (Fingermittel- und Fingerendgelenk) durchgeführt werden.

Abschließend wird die Bewegungsfreiheit des Handgelenks und der Finger geprüft.

DER ELLENBOGEN

Im Folgenden wird gezeigt, wie der linke Ellenbogen einer Patientin behandelt wird. Zunächst ist die Beweglichkeit des Ellenbogengelenks in alle Bewegungsrichtungen zu prüfen (auch die Drehung), um feststellen zu können, wo die Bewegungseinschränkungen sitzen.

DIE INNENSEITE DES ELLENBOGENS

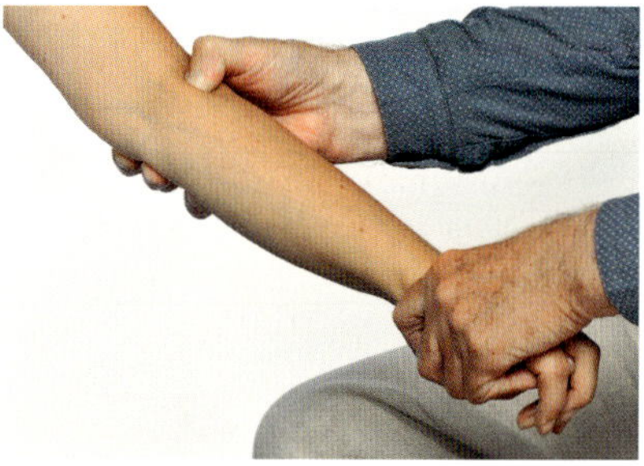

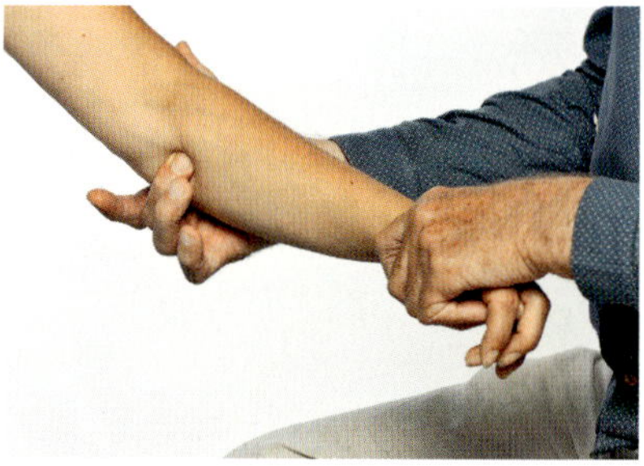

Die häufig sehr schmerzhaften Druckpunkte an der Innenseite des Arms, unterhalb seitlich der Ellenbeuge – innen und außen gelegen – werden gesucht und kräftig gedrückt. Die andere Hand des Behandlers beugt den Arm des Patienten und bewegt ihn dann unter Zug und Drehung in Streckung. Bei diesem Griff ist es besonders wichtig, möglichst die volle Streckung des Ellenbogengelenks zu erreichen.

DIE AUSSENSEITE DES ELLENBOGENS UND DES OBERARMS

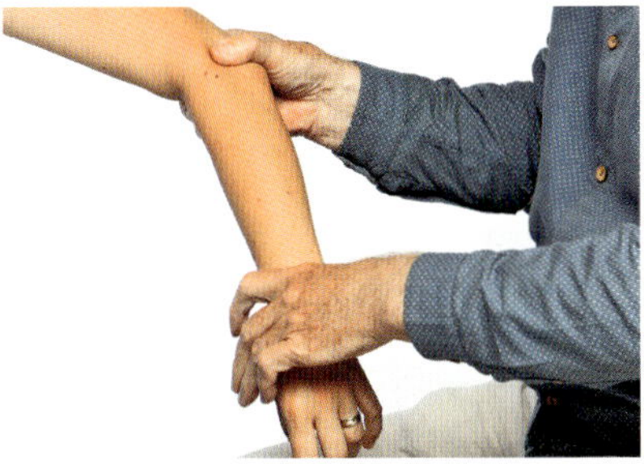

Nun drückt der Behandler die beiden Punkte oberhalb des Ellenbogens und bringt den Arm unter Zug und Drehung von der Streckung in die Beugung.

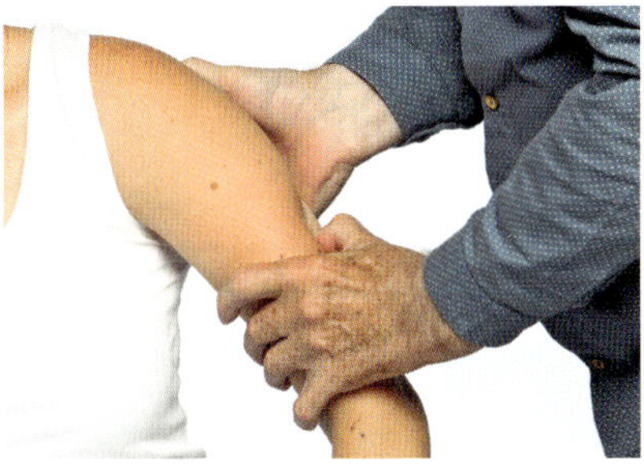

Die auf der Rückseite des Oberarms verlaufenden Muskeln sind für die Verspannung des Ellenbogengelenks besonders verantwortlich. Eine Hand hält den Oberarm nach innen rotiert, die andere zieht auf der Rückseite des Arms mit dem Daumen einen kräftigen Strich: Er beginnt bei der Oberarmkugel und endet kurz vor dem Ellenbogen. In dieser Region wird erstmal Creme aufgetragen. Durch kräftiges Reiben wird der Verspannung hier entgegengewirkt.

Das Ziehen des kräftigen Strichs ist oft sehr schmerzhaft und wird daher maximal dreimal durchgeführt.

Abschließend wird die Bewegungsfreiheit des Ellenbogengelenks geprüft.

DIE SCHULTER

Das Skribben an der Schulter arbeitet oft an sehr schmerzhaften Punkten. Vor Beginn der Behandlung ist darauf zu achten, dass der Patient aufgerichtet und vor allem entspannt sitzt.

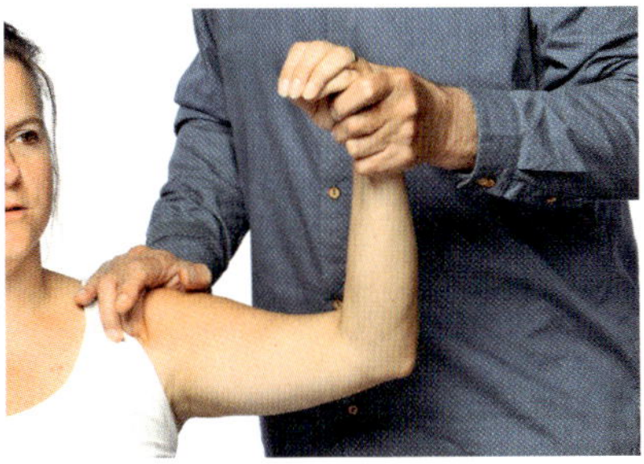

Die Beweglichkeit des Gelenks wird in großen kreisenden Bewegungen überprüft und eventuell schon der eine oder andere Schmerzpunkt gefunden.

Es wird hier wieder links behandelt.

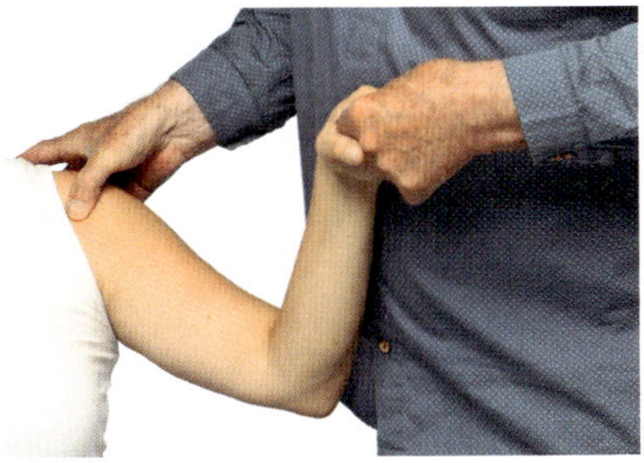

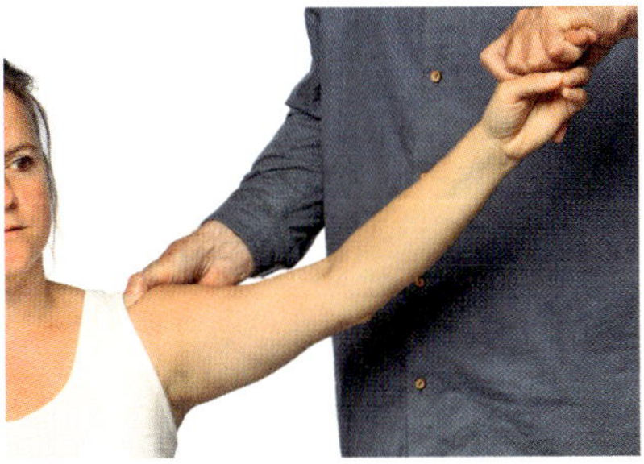

Die vorderen Punkte um die Schulterkugel werden durch die rechte Hand des Behandlers ertastet und gedrückt. Mit der linken Hand bewegt er den Arm der Patientin klein- und großkreisig sowie mit ruckartigen Bewegungen, um ihren Schulterbereich in verschiedene Stellungen zu bringen und Entspannung unter dem Druckpunkt seiner rechten Hand zu erreichen.

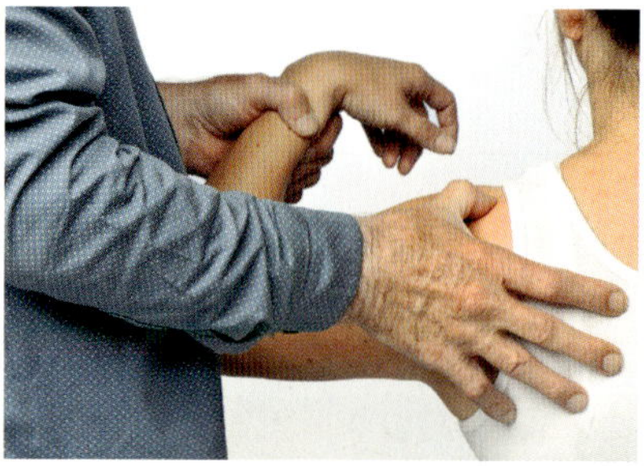

Bei der Schulterbehandlung ist es auch wichtig, die hinteren Schmerzpunkte durch eher kräftigen Druck zu behandeln. Die hinteren Punkte um die Schulterkugel werden analog zu den vorderen behandelt.

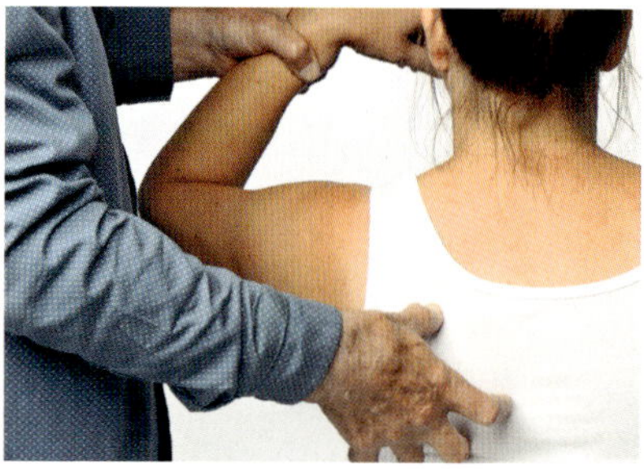

Durch die Bewegungsführung des Armes der Patientin werden weitere Bewegungshemmungen erspürt und der dazugehörige Schmerzpunkt ermittelt und behandelt.

DAS SCHULTERBLATT

Es ist sinnvoll, im Anschluss an das Schultergelenk auch das Schulterblatt zu behandeln, da die Verspannungen der Muskulatur in diesem Bereich auch oft zu Schultergelenk-Beschwerden führen.

Die »Gelassenheit« im Schultergürtel – der gesamte Schulterbereich ist weit und breit und die Schulterblätter orientieren sich Richtung Gesäß – ist eine gute, eigentlich notwendige Voraussetzung für ein reibungsloses Funktionieren des Schultergelenks. Die richtige physiologische Stellung der Schulterblätter wiederum ist von einer aufgerichteten Brustwirbelsäule abhängig.

Daher ist es oft von Vorteil, vor der Schulterbehandlung die Brustwirbelsäule zu skribben (siehe Seite 107).

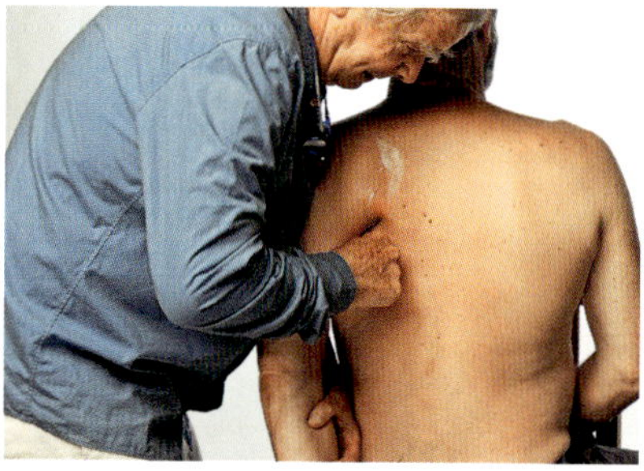

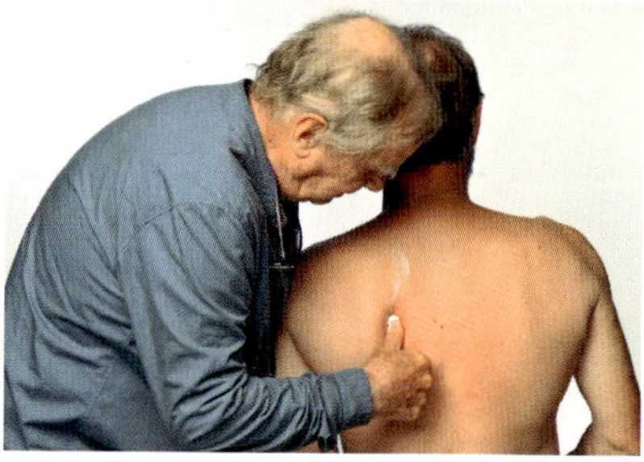

Entlang des Schulterblattrandes wird erstmal Creme aufgetragen. Der Behandler stellt sich seitlich zum Patienten und erfasst mit seiner linken Hand den Oberarm des Patienten. Mit seinem eigenen Oberarm drückt der Behandler den Schulterbereich des Patienten nach hinten und zieht dessen Arm nach hinten unten und zur anderen Seite, in dem Fall nach rechts, sodass sich das Schulterblatt vom Brustkorb abhebt. Während dieses Haltegriffs streicht nun der rechte Daumen des Behandlers entlang des eingecremten Schulterblattrandes des Patienten von unten nach oben, um dadurch die hier liegende Muskulatur zu lockern.

Auch die Behandlung der Nackenmuskulatur, wie sie im Kapitel »Halswirbelsäule« erläutert wird (siehe Seite 106), ist eine prima Ergänzung zur Mobilisation im Bereich der Schulter.

Die Behandlung der Schulter und des Schultergürtels (Schulterblatt und Nackenmuskulatur) wird, wie eben erwähnt, oft gemeinsam durchgeführt.

Wenn danach noch eine Rest-Symptomatik vorhanden ist, bringt die Behandlung der Vorderseite oft zusätzliche Erleichterung. Zuerst wird V-förmig Creme aufgetragen und dann eine Friktion (Reibung) vom Schlüsselbein (unterhalb des äußeren Endes) Richtung Brustbeinende durchgeführt.

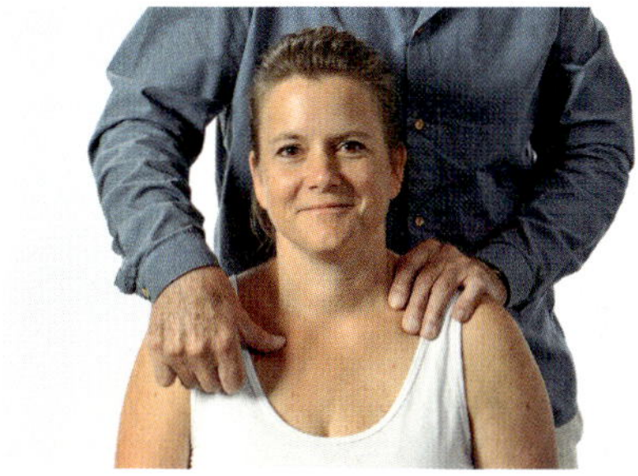

In gleicher Weise, wie hier im Bild gezeigt, wird auch auf der anderen Seite verfahren (siehe auch Kapitel »Brustbein/Thorax«, Seite 111).

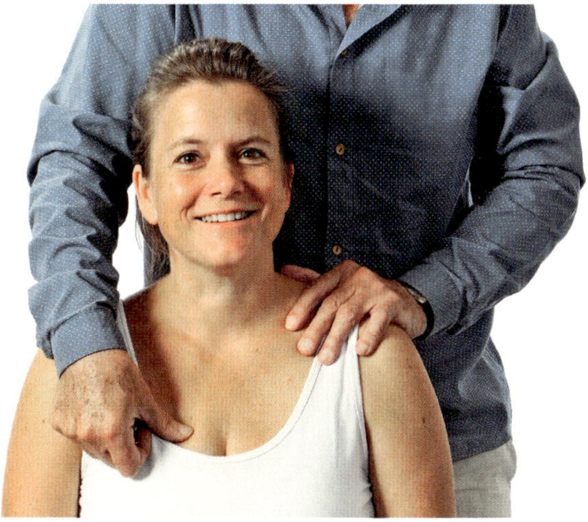

Haben Sie Skribben jetzt schon erfahren können? Das Problem an einer praktischen Anleitung ist, dass mit Worten über kognitive Wege etwas vermittelt werden soll, was man begreifen muss. Etwas, das man nicht lernt oder erfährt, indem man darüber liest, sondern nur, indem man es selbst ausprobiert (zum Beispiel Fahrradfahren kann man nicht aus einem Buch lernen, ohne es zu tun).

06

DER FUSS

Hier wird die Behandlung des rechten Fußes einer Patientin gezeigt.

Behandler und Patient sitzen sich gegenüber. Der Behandler legt den Fuß des Patienten auf seine Oberschenkel und überprüft die Beweglichkeit des Fußgelenks in alle Bewegungsrichtungen, um Bewegungseinschränkungen zu lokalisieren.

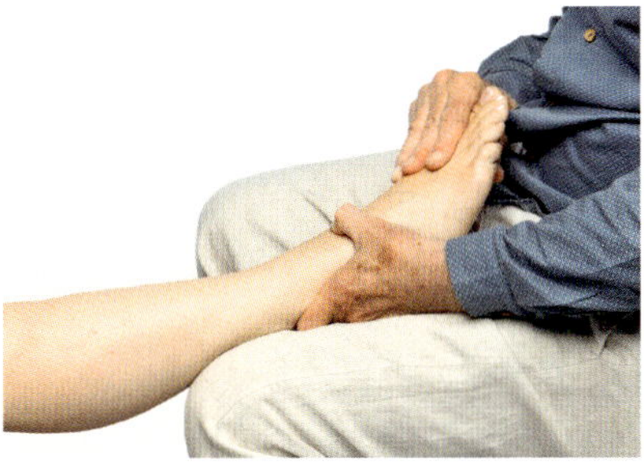 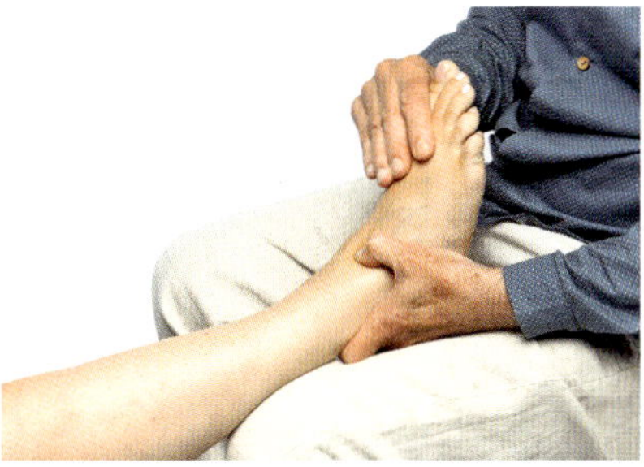

Die deutlich tastbaren Sehnen des Fußgelenkes werden von der Großzehenseite zur Kleinzehenseite des Patienten behandelt. Eine Hand des Behandlers drückt auf die Sehne, die andere Hand greift in Verlängerung der Sehne den Fuß des Patienten, um unter Zug mobilisierende Bewegungen durchzuführen. Auf dem Foto wird eine starke Sehne in Großzehennähe mit der linken Hand gedrückt, während die rechte Hand den Fuß auf Höhe des Großzehenballens hält. Jetzt wird der Fuß hochgedrückt und dann unter Zug und kreisenden Bewegungen nach unten bewegt. Auf diese Weise werden auch die weiteren Punkte Richtung Kleinzehenseite behandelt.

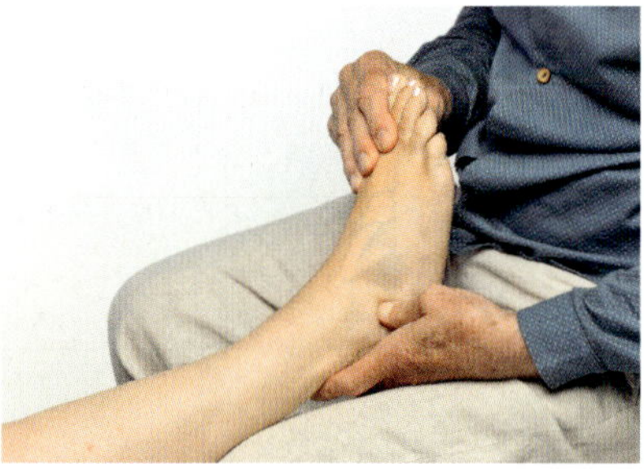

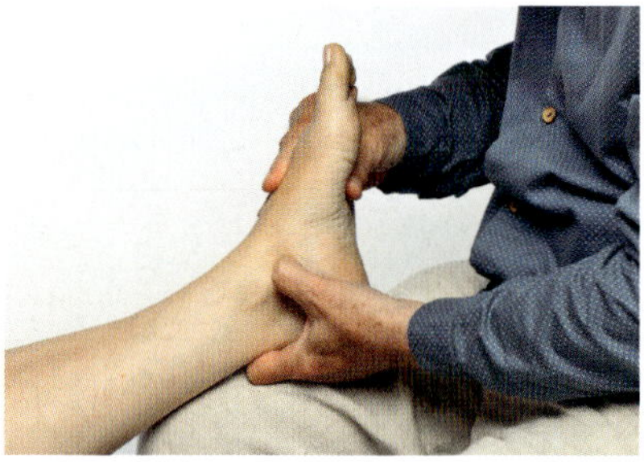

Rund um den Knöchel befinden sich schmerzhafte Punkte. Diese werden wiederum gedrückt und dabei der Fuß entsprechend bewegt.

Dem gleichen Prinzip folgend, wird auch bei dieser Behandlung der Schmerzpunkt gesucht und gedrückt. Dann werden die darunterliegenden Strukturen verkürzt, um sie anschließend durch Bewegung in diametraler Richtung mit zusätzlicher Hilfe von Druck zu verlängern und zu entspannen!

Die kräftige Achillessehne hinten am Fuß ist oft sehr empfindlich, kann aber auch in diesem Sinne, im Sitzen oder in Bauchlage, vorsichtig behandelt werden.

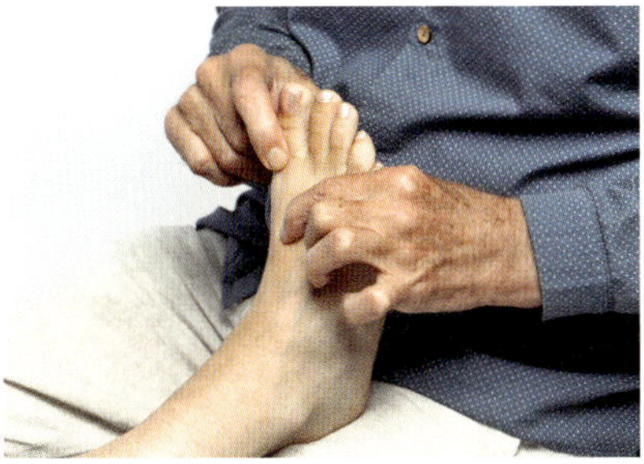

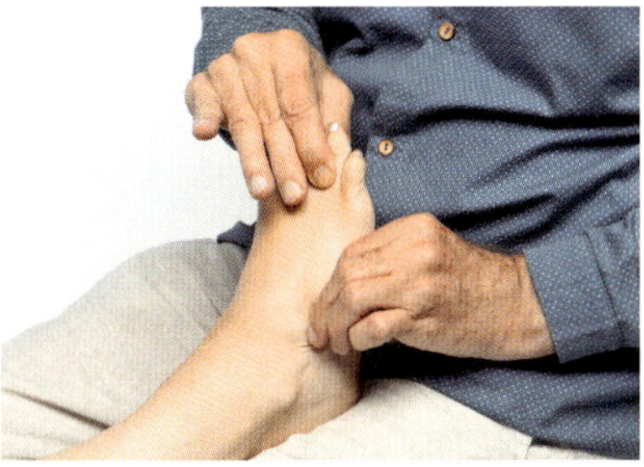

Vom Zehenknöchel (hier Großzehenballen) wird entlang des Mittelfußknochens bis zum Fußwurzelknochen gestrichen. Den Endpunkt drückt der Daumen von unten, an der Fußsohle, und ein Finger von oben.

Die andere Hand des Behandlers hält die dazugehörige Zehe (oder das andere Ende des Mittelfußknochens) und bewegt diese unter Zug auf und ab. So werden alle Mittelfuß-Fußwurzelgelenke mobilisiert.

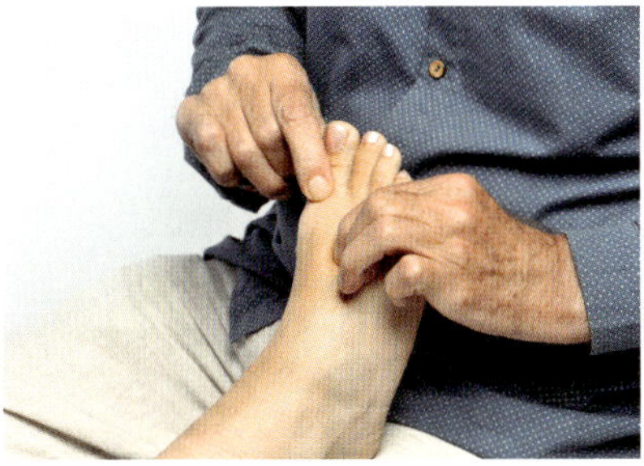

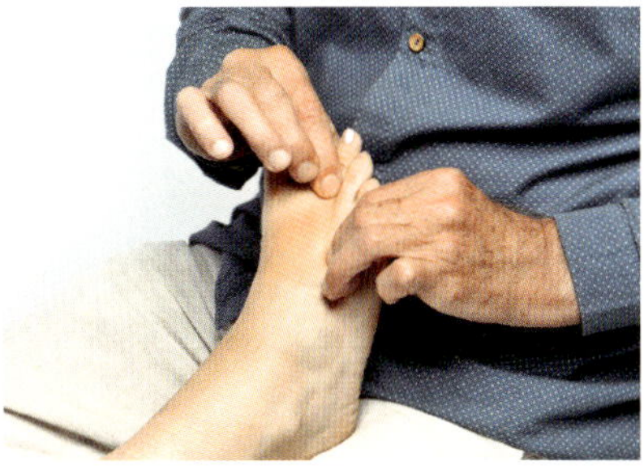

Je 2 Mittelfußknochen werden gegeneinander bewegt. Dabei hält der Behandler mit dem Zangengriff einen Mittelfußknochen zehennah, den anderen Mittelfußknochen fußwurzelnah.

ZEHEN

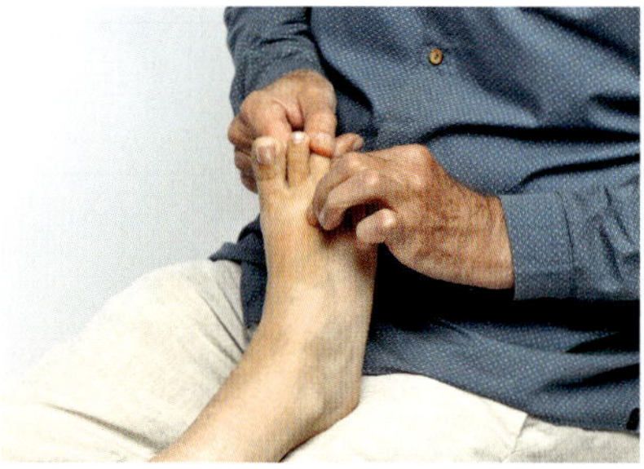

Ebenfalls mit Zangengriff werden die Sehnen über dem Zehengrundgelenk gedrückt und mit der anderen Hand die Zehe mehrmals auf und ab bewegt. Am Ende einer Aufwärtsbewegung wird der Druck auf der Unterseite verstärkt und die Zehe unter Zug schnell und ruckartig über den Daumen nach unten bewegt, sozusagen »darübergehebelt«.

Bei der großen Zehe ist es hilfreich, auch die seitlichen Sehnen am Gelenk zu behandeln.

DAS KNIE

Hier wird die Behandlung des rechten Knies einer Patientin gezeigt.

Behandler und Patientin sitzen sich wieder gegenüber. Der Behandler überprüft die Beweglichkeit des Kniegelenks (vor allem die Streckung).

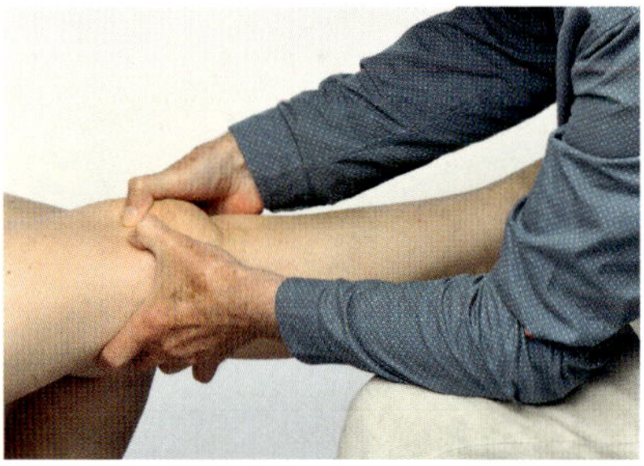

Der wichtigste Griff bei allen Knieschmerzen ist die Entlastung der Kniescheibe. Der Behandler umfasst die Kniescheibe des Patienten und zieht diese mit den Daumen nach unten.

Der Patient legt das Bein zuvor auf seinen Oberschenkel.

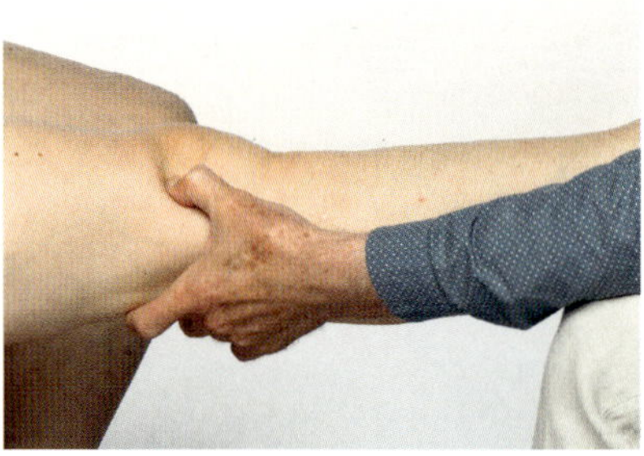

Seitlich außen oberhalb der Kniescheibe werden jetzt die Sehnenpunkte gedrückt. Dabei wird das Knie von oben nach unten geführt, also von der Streckung in die Beugung.

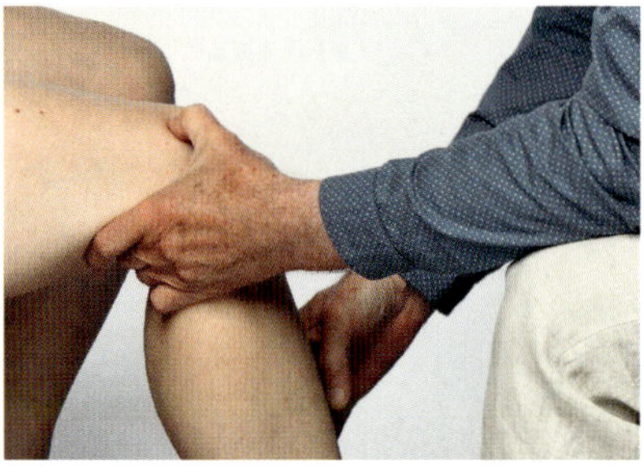

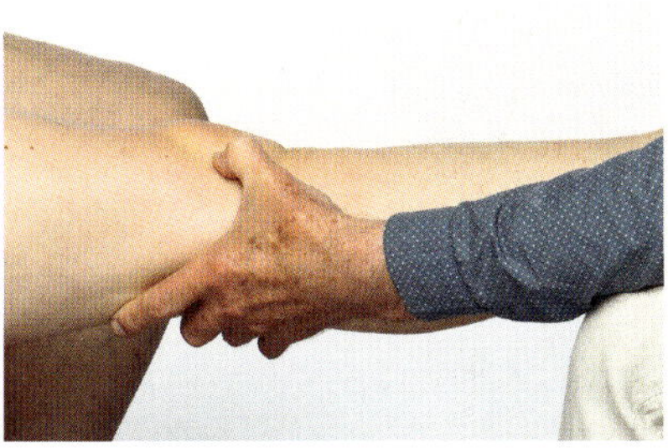

Ebenso wird mit den äußeren seitlichen Sehnenpunkten neben der Kniescheibe verfahren.

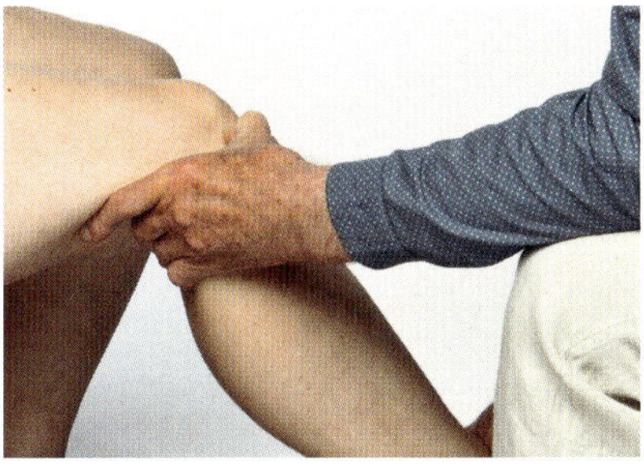

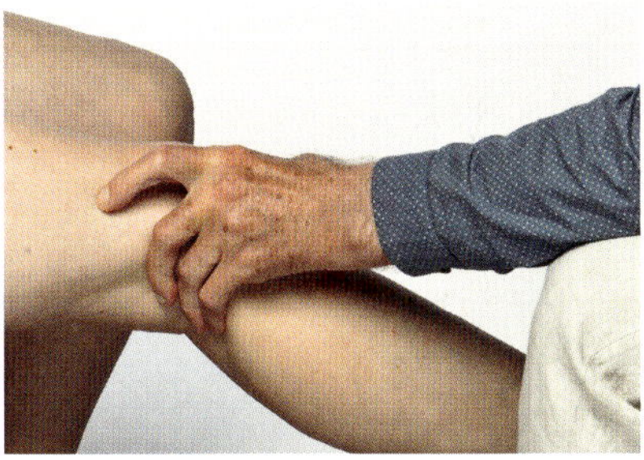

Auch die inneren Sehnenpunkte entlang und oberhalb der Kniescheibe werden gedrückt und das Knie ebenfalls von oben nach unten bewegt.

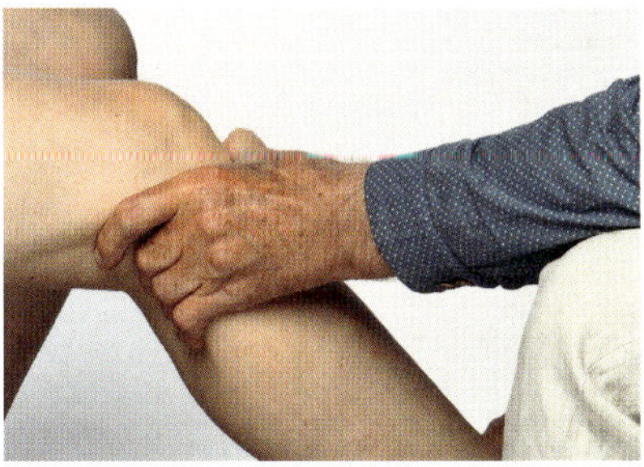

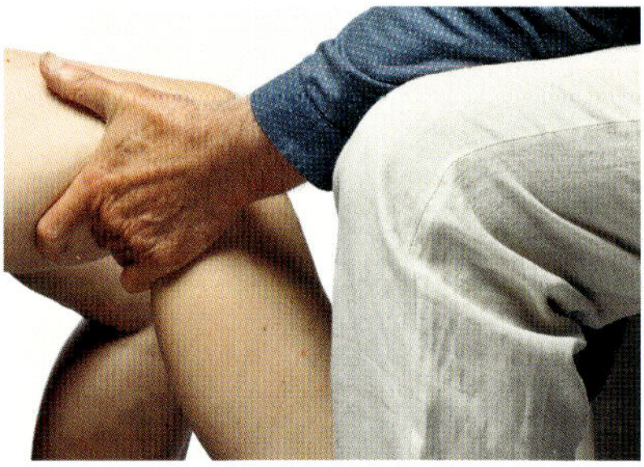

Die gut tastbaren Sehnen oberhalb der Kniekehle werden ebenfalls gedrückt gehalten, während das Knie von unten nach oben bewegt wird, also aus der Beugung in die Streckung.

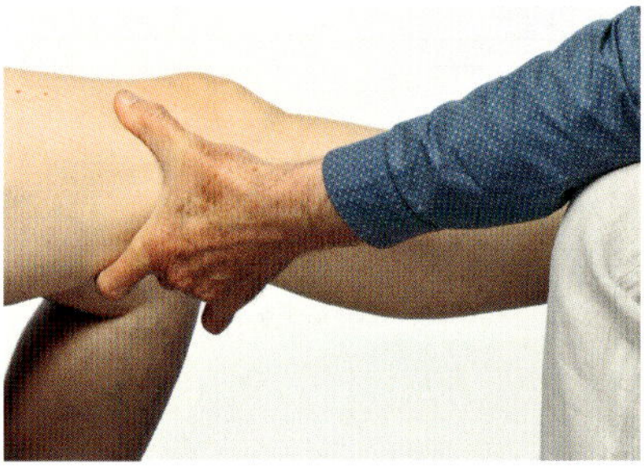

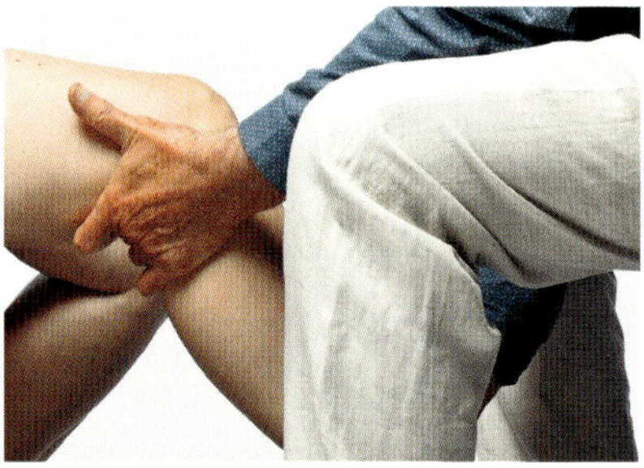

Ebenso wird mit den Sehnenpunkten eher seitlich unterhalb der Kniekehle verfahren.

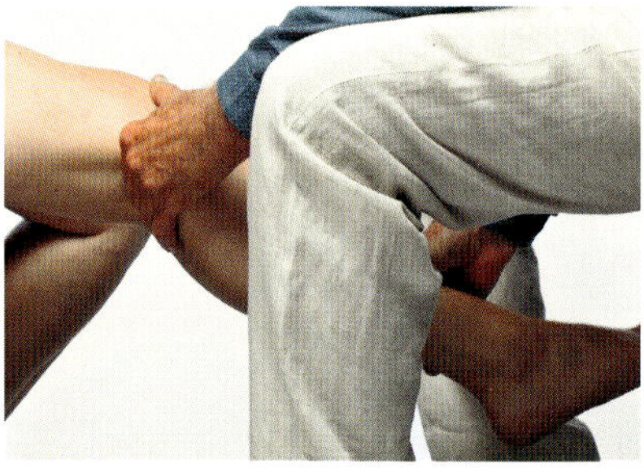

DIE HÜFTE

Die Beweglichkeit des Hüftgelenks wird in den meisten Fällen nur im Gehen angeschaut und verifiziert.

Hier wird die Behandlung des linken Hüftgelenks eines Patienten gezeigt. Der Behandler sitzt seitlich.

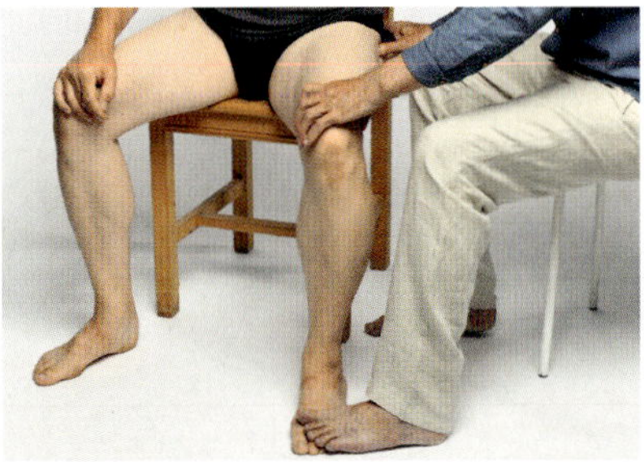

Die Bewegung des Hüftgelenks ist am Ende des Oberschenkels an einem Knochenvorsprung (Rollhügel) spürbar. Durch Hin- und Herbewegen des Oberschenkels ertastet der Behandler den Rollhügel. Bei dieser Bewegung bekommt der Behandelte auch einen Eindruck über die Beweglichkeit des Hüftgelenks.

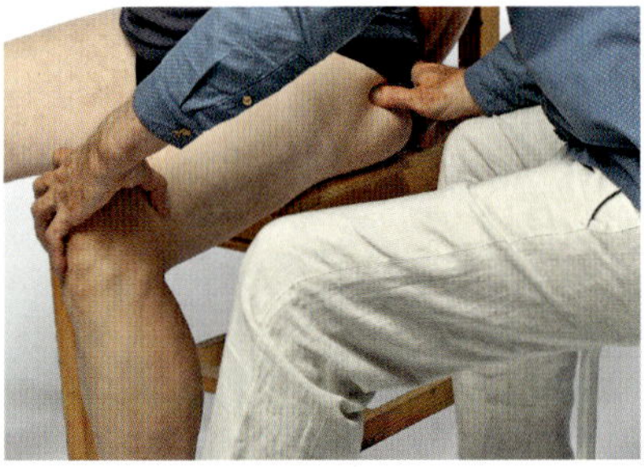

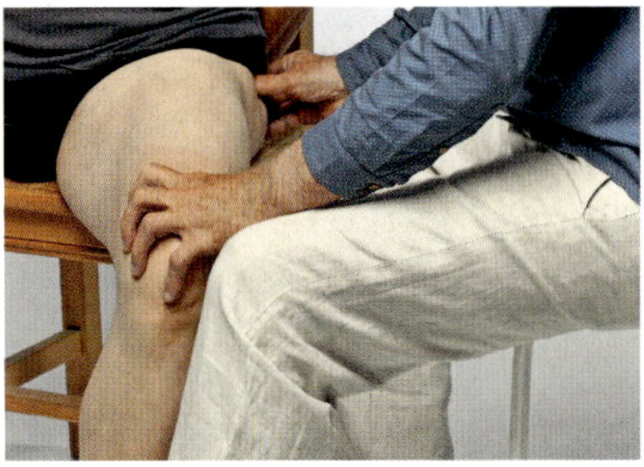

Von Anfang an fixiert der Behandler vorsichtig mit seinem Fuß den Fuß des Patienten, sodass alle Beingelenke einen Winkel von 90 Grad bilden und der Fuß sich bei der Behandlung nicht wegbewegt.

Die schmerzhaften Punkte um den Rollhügel werden gedrückt und der Oberschenkel von innen weit nach außen bewegt.

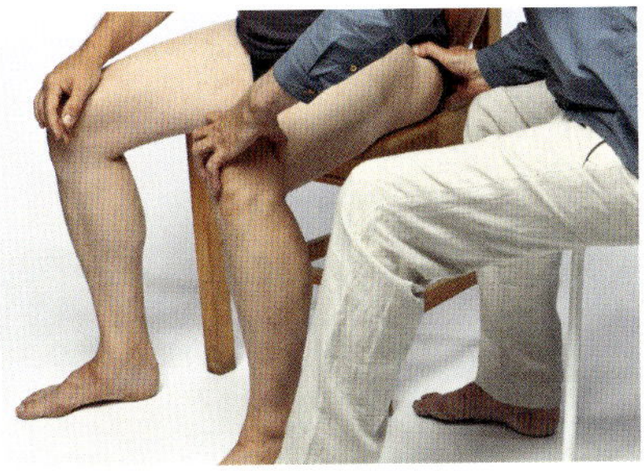

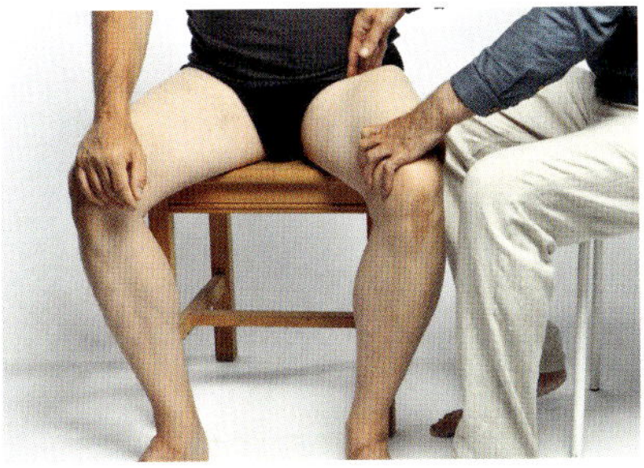

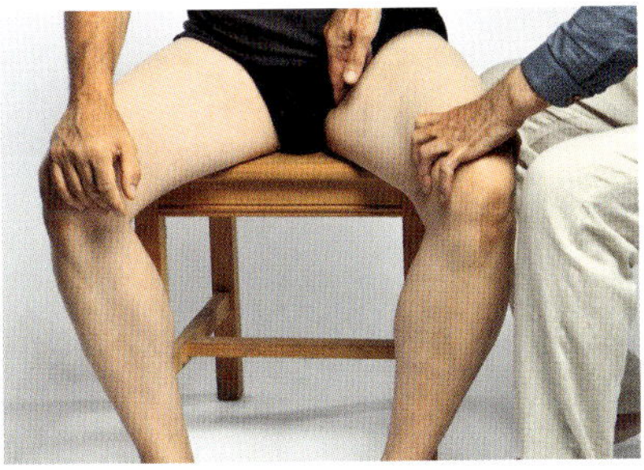

Bei der gleichen Bewegungsführung werden Sehnenpunkte entlang der Leiste von außen nach innen tief gedrückt. Diese starken Sehnen werden flächig mit den Fingerspitzen der ausgestreckten Hand des Behandlers gedrückt.

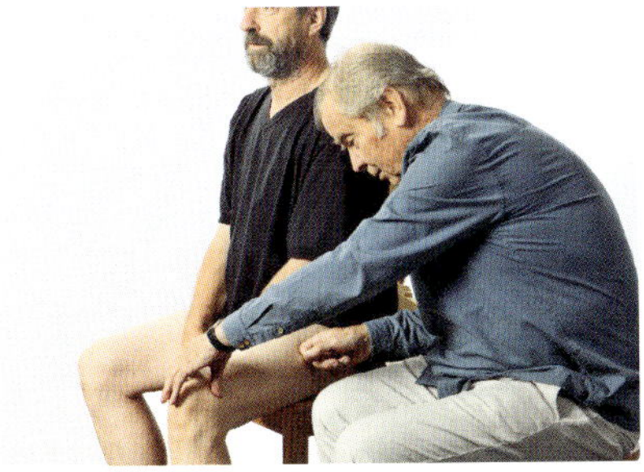

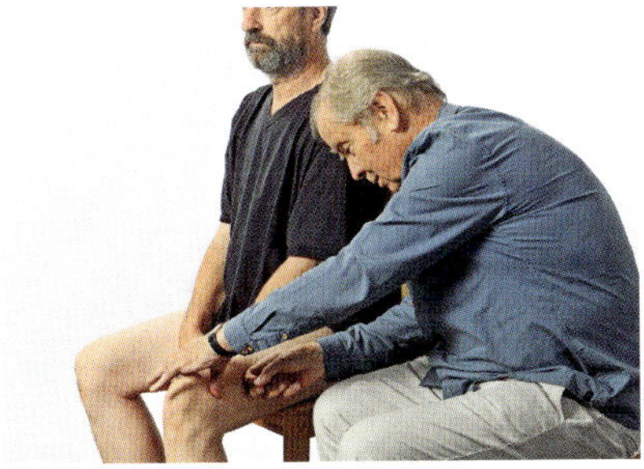

Anschließend wird Creme entlang des äußeren Oberschenkels aufgetragen. Mit den Knöcheln der Hand des Behandlers wird an dieser Stelle dreimal kräftig von oben nach unten und wieder zurückgestrichen. Diese Strichführung ist oft schmerzhaft, trägt aber wesentlich zur Entlastung des Hüftgelenks bei.

Nach der Mobilisation der Hüfte hat sich ein Griff von Rosl Schmid sehr bewährt. Es ist der sogenannte »Bein-Verlängerungs-Griff«: Das Bein des Patienten wird in eine Stellung wie beim Schneidersitz gebracht. Dabei wird die Ferse, soweit es geht, in den Schritt gedrückt und dann mit einer schnellen Bewegung unter Zug das Bein gestreckt.

DIE HALSWIRBELSÄULE

Die Behandlung der Halswirbelsäule erfordert sehr viel Feingefühl.

Der Patient sitzt entspannt und angelehnt auf einem Stuhl, der Behandler steht hinter ihm.

Der Behandler legt seine Hände aufgespannt, wie im Anschluss zu sehen, an die Schädelbasis (Daumen) und den Unterkiefer (Zeige- und Mittelfinger). Nun bewegt der Patient seinen Kopf vor und zurück, neigt ihn nach links und rechts und dreht ihn auch zu beiden Seiten. Der Behandler lässt seine Hände nur locker aufliegen, um die Beweglichkeit der Halswirbelsäule zu erspüren sowie diese auch blickdiagnostisch zu erfassen.

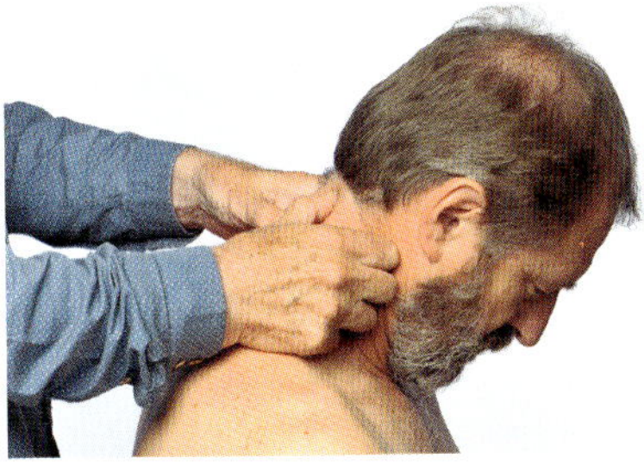

Der Patient hält seinen Kopf nach vorne gebeut. Durch sanftes Streichen links und rechts neben der Halswirbelsäule werden die schmerzhaften Areale ertastet und durch sanften Druck fixiert.

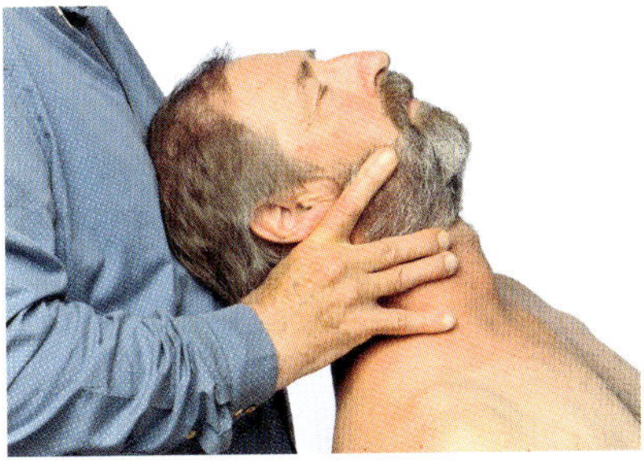

Der Patient wird gebeten, den Kopf nach hinten zu führen, bis er dem Therapeuten in die Augen schauen kann. Dabei kommen die Kieferwinkel zwischen Zeige- und Mittelfinger des Behandlers zu liegen. Die drückenden Daumen bleiben neben der Halswirbelsäule liegen. Über diese wird der Kopf sozusagen abgerollt. Die begleitende Bewegung der offenen Augen ist wichtig!

Anschließend wird der Patient gebeten, den Kopf wieder nach vorne zu bewegen. Dabei streichen die Daumen des Behandlers nach oben zur Schädelbasis, und die Aufrichtung der Halswirbelsäule wird vom Behandler durch Zug unterstützt.

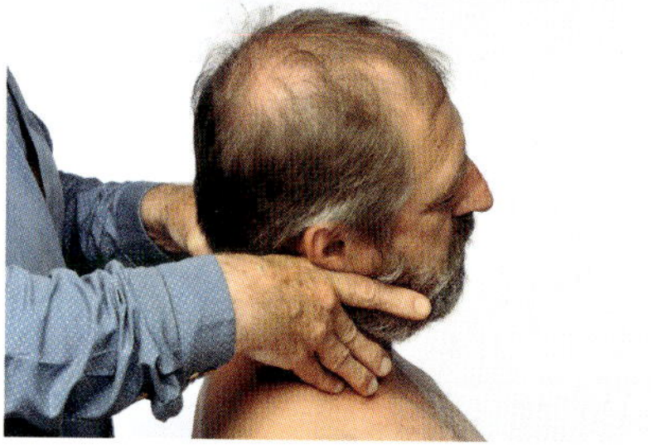

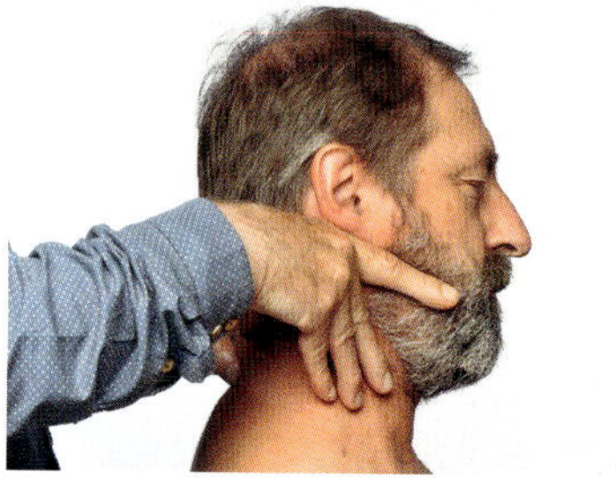

Der nun gelockerte Hals wird dabei nach links und rechts gedreht und dabei in Achterbewegungen mobilisiert.

Dieser Behandlungsablauf (Seite 103 f.) gilt auch für weitere aufgespürte Areale, sollte aber nicht öfters als drei- bis viermal durchgeführt werden.

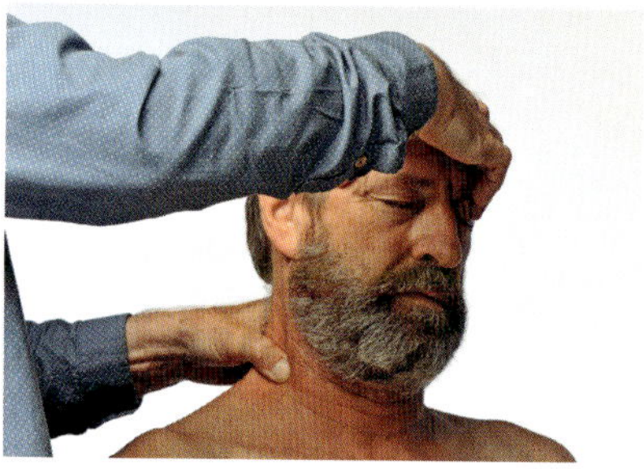

Weitere Behandlungspunkte befinden sich links und rechts des Halses. In der Folge wird die linke Halsseite beschrieben.

Die rechte Hand des Behandlers hält den Kopf des Patienten an der Stirn, seine linke Hand liegt aufgespannt im Nacken. Nun wird der Kopf zur rechten Seite geneigt, und der Daumen streicht die linken Halsmuskeln hinter dem Ohr beginnend bis hinunter zur Halsgrube. Anschließend werden nacheinander die Punkte am Anfang, in der Mitte und am Ende der Strichführung vorsichtig gedrückt. Dieser Druck wird am jeweiligen Punkt beibehalten und der Kopf mit einer Neigung nach links und mehreren Drehbewegungen nach rechts bewegt. Analog wird die rechte Halsseite behandelt.

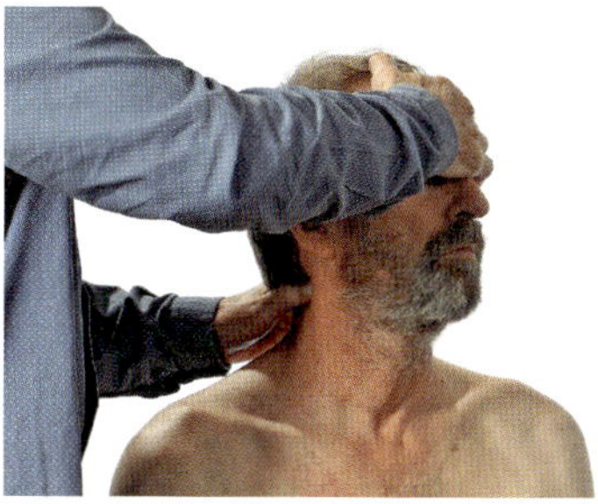

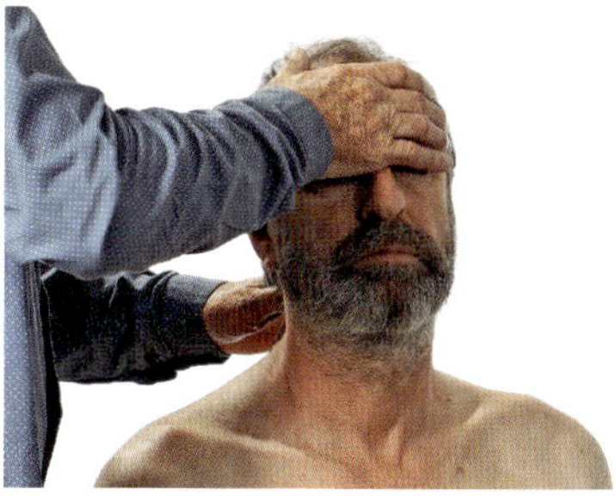

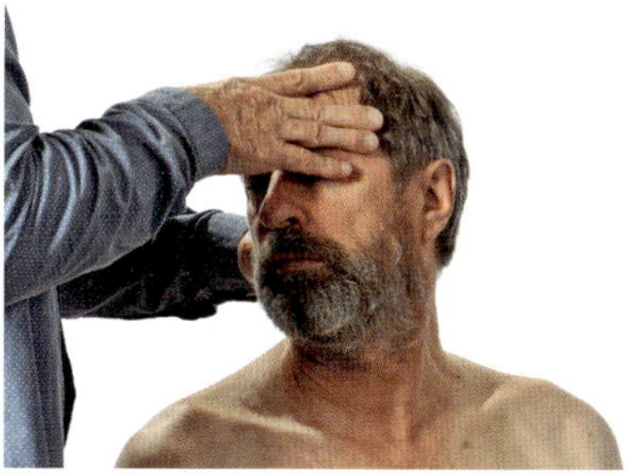

Der Behandler platziert seinen linken Daumen links neben der Wirbelsäule an der Schädelbasis. Der Punkt ist durch eine leichte Vertiefung spürbar. Der Behandler legt seine rechte Hand auf die rechte Stirnseite des Patienten. Nun drückt er mit dem gestreckten, steilgestellten Daumen der linken Hand Richtung Schädelbasis, also nach oben. Seine rechte Hand dreht den Kopf des Patienten nach links und hebelt ihn dann über seine Daumenkuppe durch Drehbewegungen nach rechts. In analoger Weise wird der rechte Druckpunkt behandelt.

LOCKERUNG DER NACKENMUSKULATUR

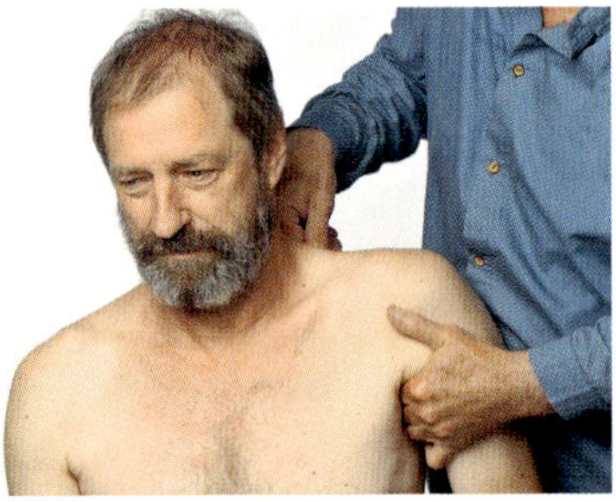

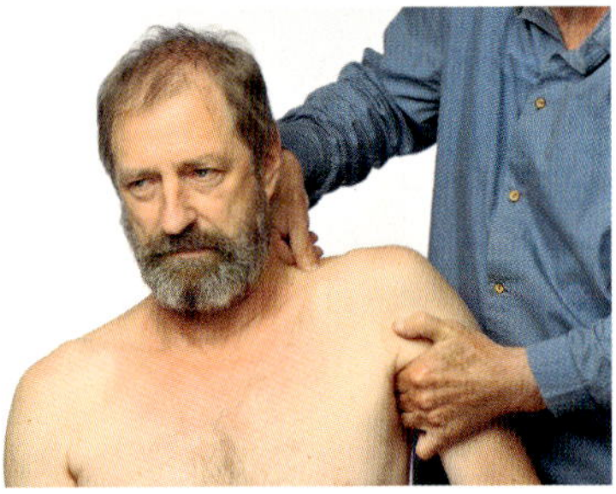

Der Behandler steht seitlich hinter dem Patienten. Die rechte Hand ertastet und drückt Punkte entlang der Nacken-Schulter-Muskulatur.

Die linke Hand des Behandlers greift in die Achselfalte des Patienten. Die Nacken-Schulter-Muskulatur wird durch gezieltes, eher festes Drücken der einzelnen Punkte und gleichzeitig durch lockeres Hochheben und »Herunterfallen-Lassen« des Schultergürtels entspannt. Dieser Ablauf wird an drei bis vier Punkten durchgeführt.

Speziell diese Behandlung ist auch bei der Mobilisation der Schulter eine sehr gute Vorgehensweise.

DIE BRUSTWIRBELSÄULE

Die Beweglichkeit der Brustwirbelsäule ist von großer Bedeutung. Ist diese eingeschränkt, wird sie oft den anderen Wirbelsäulenabschnitten abverlangt, und es kommt dort zu Überlastungen. Verordnungen wegen HWS- oder LWS-Syndrom sind sehr häufig, auch wenn die Ursache eine »starre« Brustwirbelsäule ist – was aber unerwähnt bleibt und daher auch oft nicht bei der Behandlung mit einbezogen wird.

Wie bei der Halswirbelsäule werden durch Streichen rechts und links der Dornforsätze der Brustwirbelsäule des aufrecht sitzenden Patienten zu behandelnde Punkte identifiziert. Dabei befindet sich der Behandler hinter dem Patienten.

Die erspürten Punkte werden dann erst auf der einen, dann auf der anderen Seite von oben nach unten einzeln behandelt.

In dem Demonstrationsbeispiel wird an der rechten Brustwirbelsäule gearbeitet.

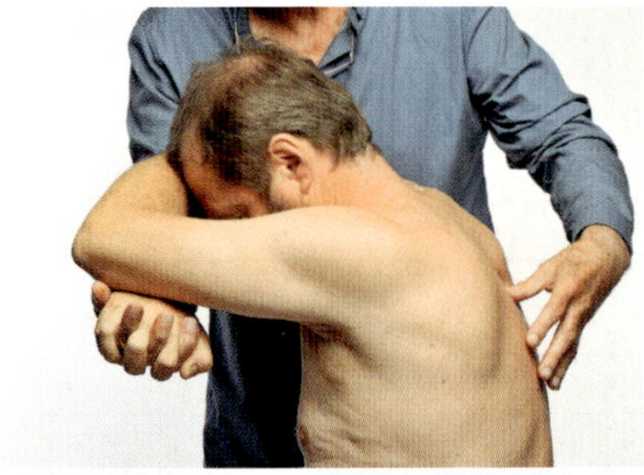

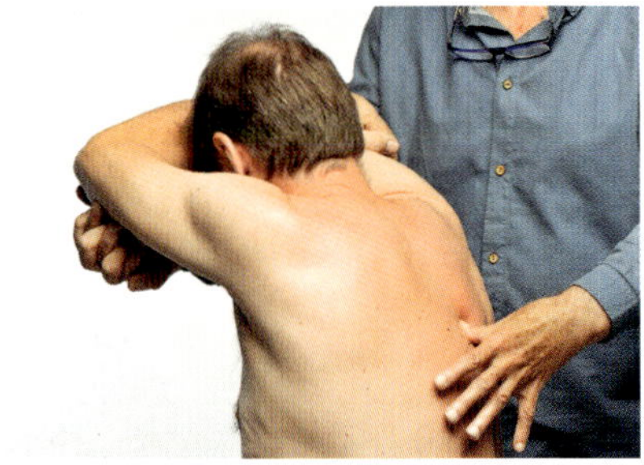

Der Patient sitzt aufrecht auf einem Hocker. Der Behandler steht rechts vom Patienten. Er fährt mit seinem linken Daumen die Kuhle rechts neben den Dornfortsätzen der Brustwirbelsäule ab und erspürt nochmal den ersten Punkt.

Der Patient legt seine Unterarme vor dem Kopf übereinander. Der Behandler legt seinen rechten Unterarm darunter und erfasst mit seiner rechten Hand den linken Ellenbogen oder die rechte Hand des Patienten. Der Patient wird gebeten, einzuatmen und beim Ausatmen seinen Kopf entspannt auf seine Unterarme abzulegen. Nun bewegt der Behandler den Patienten mit Zug ruckartig (skribb – skribb – skribb) nach oben rechts. Während dieser Drehbewegung drückt sein linker Daumen an dem zuvor aufgespürten Punkt neben der Wirbelsäule nach vorne links.

Danach setzt der Patient sich wieder aufrecht hin, und der Behandler fährt, wie eben beschrieben, mit dem nächsten Punkt fort. In gleicher Weise wird dann mit den weiteren Punkten der rechten Seite verfahren.

Anschließend stellt sich der Behandler auf die linke Seite des Patienten und behandelt analog dessen linke Seite.

Nach der Mobilisation der Brustwirbelsäule unterstützt die Behandlung der Vorderseite des Brustkorbs den Erfolg (siehe nächstes Kapitel), vor allem wenn eine BWS-Blockade eine Herzunruhe verursacht hat.

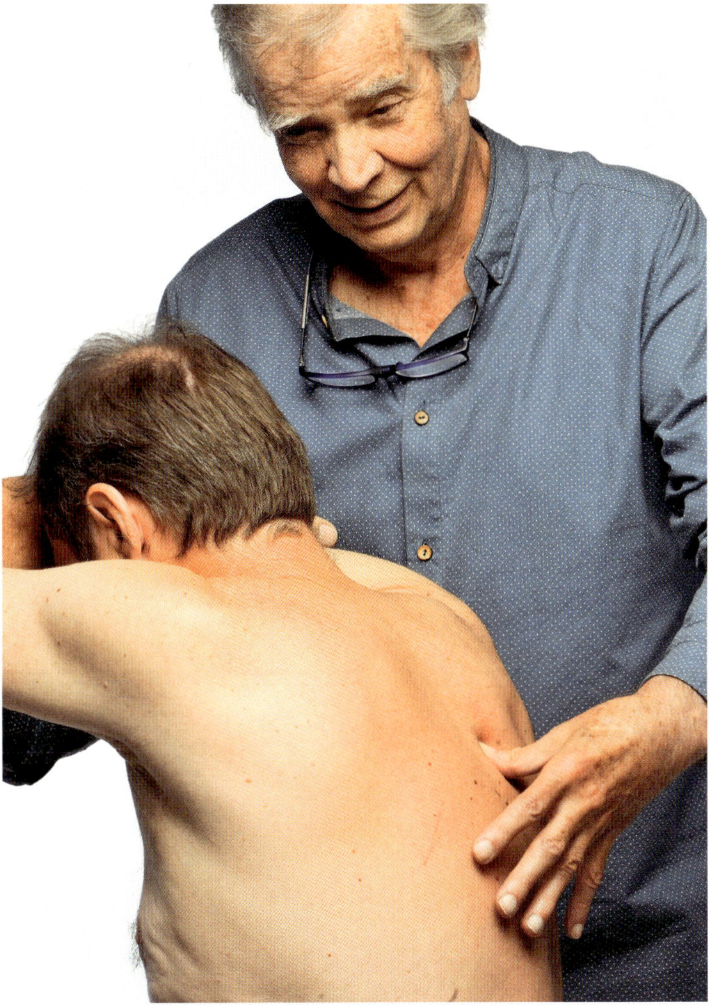

DAS BRUSTBEIN, DER THORAX

Die Brustbein-Thorax-Behandlung erfolgt bei Herzunruhe, bei vegetativen Herzrhythmusstörungen und ist oft auch bei Verformungen des Brustkorbes sowie bei Asthma sehr hilfreich.

Des Weiteren ist diese Behandlung eine erfolgreiche Ergänzung nach der Schulter-, Schulterblatt- und Brustwirbelsäulenbehandlung. So können sich z. B. noch vorhandene Verspannungen im Bereich der Rippen-Brustbein-Gelenke durch diesen kräftigen, V-förmigen Strich lösen.

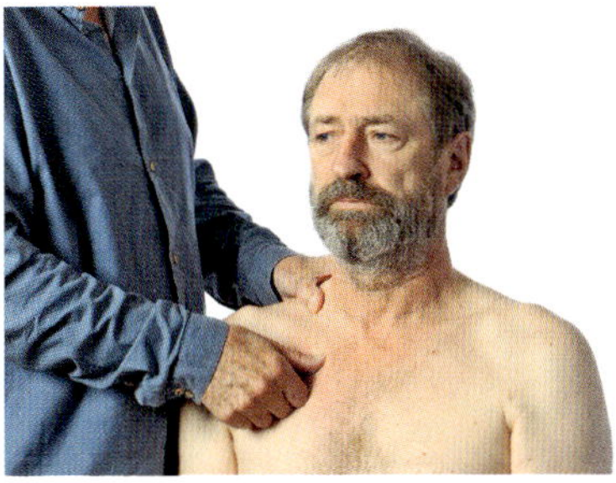

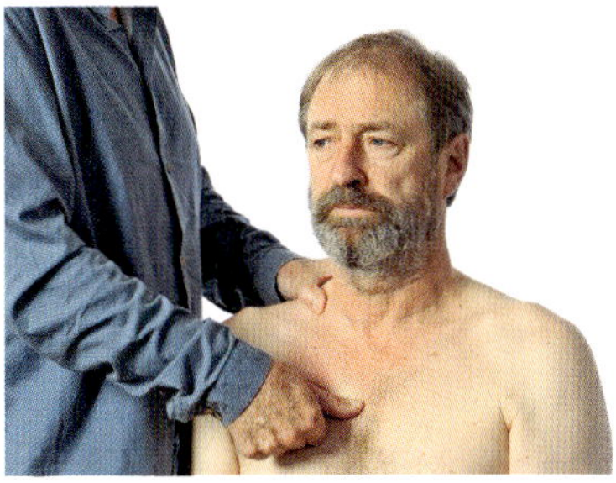

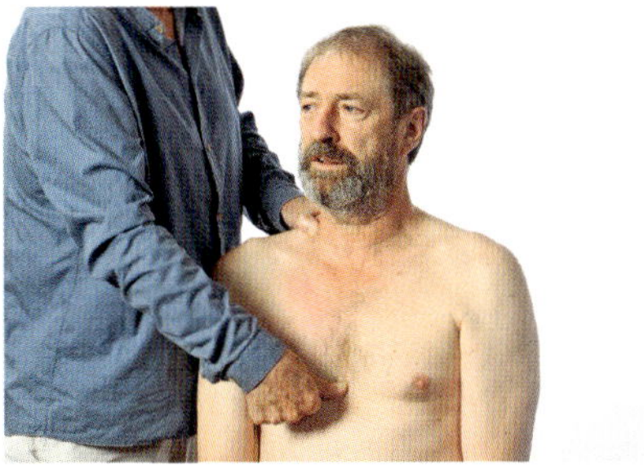

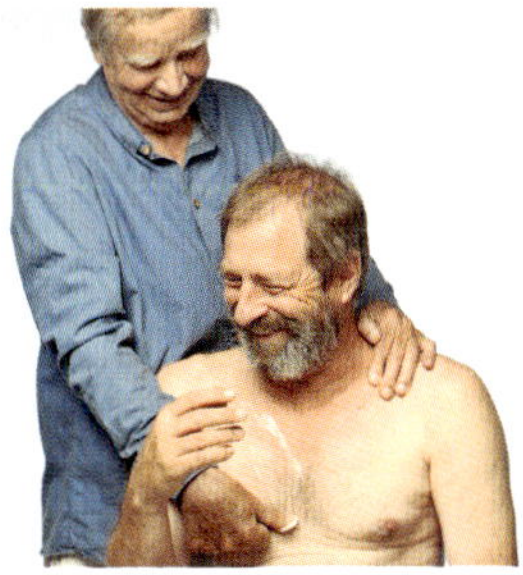

An der Brust des Patienten wird V-förmig vom unteren Brustbeinende Richtung Schulter Creme aufgetragen. Anschließend wird dieser Strich maximal dreimal von oben nach unten mit Druck des Daumens entlanggefahren.

In gleicher Weise, wie hier im Bild demonstriert, wird auch auf der anderen Seite verfahren.

Das anschließende befreiende Gefühl – der Brustkorb öffnet sich, wird weit und breit – macht die oft schmerzhafte Behandlung wett.

DIE LENDENWIRBELSÄULE UND DAS ILIOSAKRALGELENK

Vor der Behandlung wird die Beweglichkeit der Lendenwirbelsäule und des Iliosakralgelenks (Kreuz-Darmbein-Gelenk) in folgender Weise überprüft: Durch Vorbeugen des Rumpfes mit durchgestreckten Beinen und herunterhängenden Armen wird der Abstand der Fingerspitzen zum Boden ermittelt. Auch die Beweglichkeit beim Kreisen des Beckens und beim Durchführen von Achterbewegungen (mit wenig Bein- und Rumpfbeteiligung) wird angeschaut.

Der Patient sitzt mit leicht nach hinten gekipptem Becken (»Katzenbuckel«) auf dem Rand eines umgedrehten Stuhls.

Der Behandelnde sitzt auf einem niedrigen beweglichen Hocker. Nun streicht er mit seinen beiden Daumen links und rechts von der Lendenwirbelsäule auf und ab, um ein Gefühl für das Gewebe zu bekommen und beidseitig die schmerzhaften Punkte, die oft reliefartig hervorstehen, zu ertasten. Anschließend beginnt er die Behandlung auf einer Körperseite.

Auf den Abbildungen wird die Behandlung der rechten Seite gezeigt.

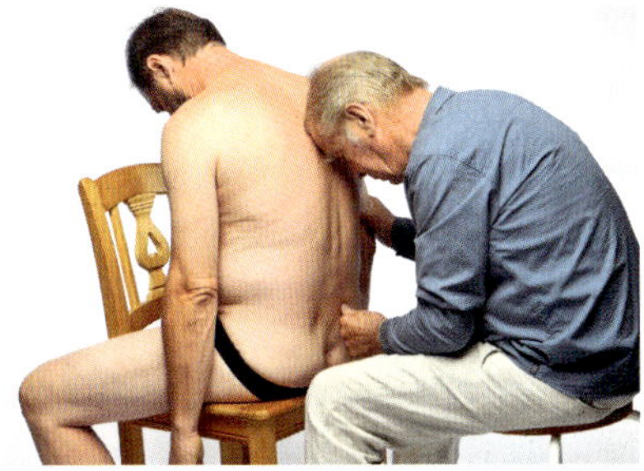

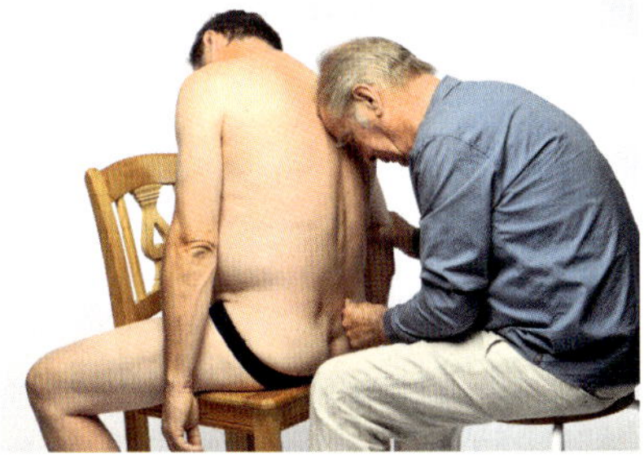

Der Behandler greift um, und der linke Daumen streicht nochmal kurz auf der rechten Seite neben der Wirbelsäule entlang, um den ersten, vorher erspürten Punkt zu drücken. Mit der rechten Hand fasst er den rechten Oberarm oder die Schulter und bewegt von da aus den Rumpf erst nach rechts und führt dann kreisende, rechtsdrehende Bewegungen durch. Wenn sich das Gefühl unter dem Daumen verändert hat, sucht er den nächsten darunterliegenden Punkt und verfährt hier ebenso, usw. Dabei neigt sich der Behandler vor und bietet so dem Rücken des Patienten mit seinem Kopf eine leichte Stütze.

Analog dazu wird die linke Seite behandelt.

Von der Vorgehensweise sehr ähnlich ist die Mobilisation des Iliosakralgelenks.

In der Folge wird die Behandlung beider Gelenke gezeigt.

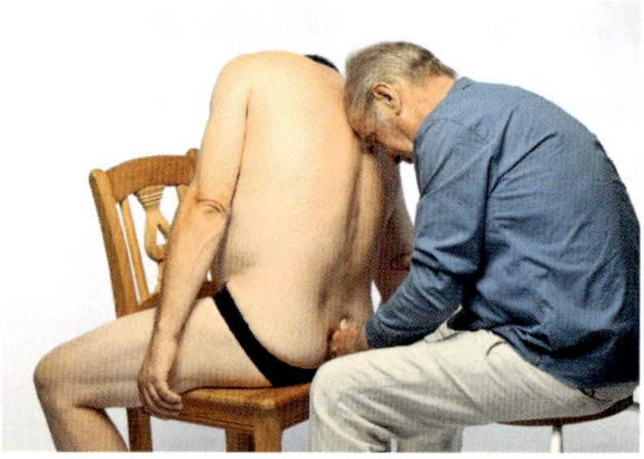

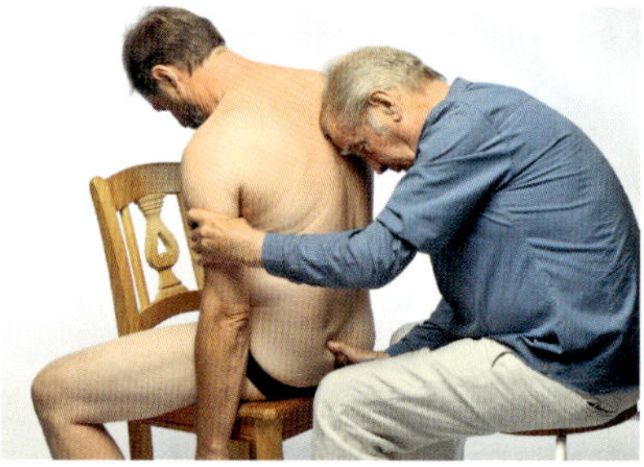

Mit dem linken Daumen streicht der Behandler über den rechten Gelenkspalt des Iliosakralgelenks und drückt auffallende Punkte. Die rechte Hand fasst wiederum den Oberarm oder die Schulter des Patienten und führt die Mobilisierung mittels Beugung und Drehung des Rumpfes nach rechts durch. Dies wird an mehreren Stellen so lange durchgeführt, bis keine Blockade mehr zu spüren ist. Anschließend wird das linke Darmbein-Kreuzbein-Gelenk mobilisiert. Oft befindet sich die Blockade auf der Gegenseite des Schmerzareals.

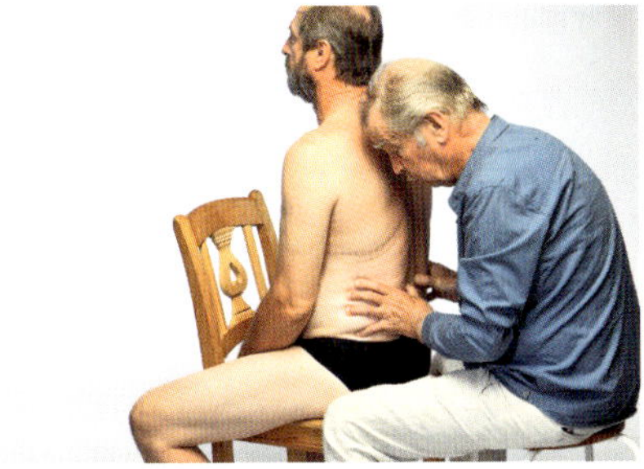

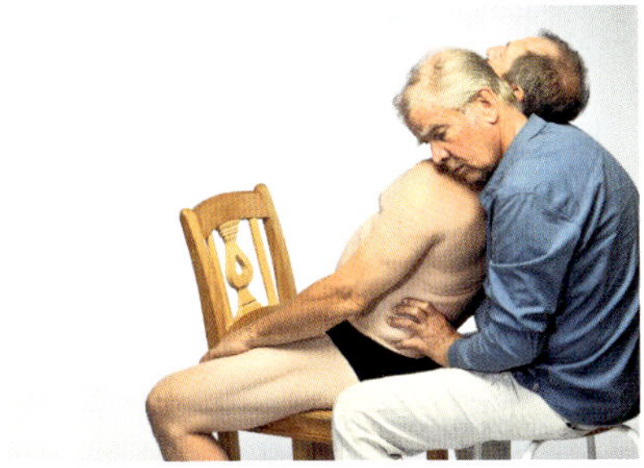

Der Behandler legt seine Hände an die Darmbeinschaufeln und streicht noch mal beidseitig neben der Wirbelsäule auf und ab, bis die Daumen sich am Übergang zwischen Lendenwirbelsäule und Kreuzbein eingefunden haben. Er drückt diese Punkte und bittet den Patienten, mit dem Kopf beginnend, sozusagen Wirbel für Wirbel nach hinten über die Daumen abzurollen, bis der Kopf auf der Schulter des Behandelnden zu liegen kommt. Bei dieser Bewegung soll der Patient nicht ins Hohlkreuz ausweichen. Ist er in der Endstellung angekommen, wird er gebeten, sich nach hinten in die Hände des Behandlers »absacken« zu lassen (Becken nach hinten kippen). Unter weiterem Drücken der Druckpunkte wird das Becken in dieser Stellung mit einer »rüttelnden«, nach links und rechts kreisenden Bewegung mobilisierend bewegt.

Während dieses Vorgangs ist es sinnvoll, dass sich der Behandler mit dem Fuß an einem Stuhlbein einhakt, damit der Stuhl nicht wegrutscht und stabil bleibt.

Nach der Behandlung wird die Beweglichkeit erneut überprüft. Der Fingerspitzen-Boden-Abstand hat sich erfreulicherweise wirklich sehr häufig verringert, und die »Bauchtanzbewegungen« können runder und leichter durchgeführt werden.

Die Nachsorge

5

Zur Unterstützung der Heilung
Von Rolf Bickelhaupt

In der traditionellen Form der Anwendung haben viele der Laienmediziner nach der Beendigung ihrer Behandlung auf der betroffenen Stelle oft eine Beinwellsalbe aufgetragen oder dort mit einer Räuchermischung (Räucherwerk) geräuchert, um die Nachhaltigkeit der Heilung zu unterstützen. Auch dies soll hier Erwähnung finden.

SALBE

Mit dem Auftragen einer Beinwellsalbe wird die Heilung des Gelenks beziehungsweise der Wirbelsäule unterstützt. Für diese Salbe wird aus der Wurzel des Beinwells, der auch als Beinwurz sowie früher und auch heute noch in der deutschsprachigen Schweiz als Wallwurz (»wallen« in der Bedeutung von »zuheilen«) bezeichnet wird, das Stoffwechselprodukt Allantoin gewonnen.

Dieses Allantoin ist im alpenländischen Raum auch unter der Bezeichnung »Knochendoktor« bekannt. Schon in alter Zeit wurde diesem Mittel Heilwirkung für Bänder und Sehnen zugeschrieben: Es erhöht die Durchblutung und regeneriert das Gewebe. Durch die Verwendung der Salbe lässt der Schmerz schneller nach, eventuell vorhandene Schwellungen gehen zurück, und die Gelenkmobilität wird unterstützt.

Eine noch bessere Wirkung auf Bänder und Sehnen wird erzielt, wenn der Salbe Wurzeln vom Weißwurz, der auch unter dem Namen Salomonssiegel bekannt ist, beigefügt werden. Salben sind ein natürliches Heilmittel, das die Menschen schon seit Jahrtausenden selbst herstellen und verwenden.

Viele Laienmediziner tragen nach der Behandlung eine Beinwellsalbe auf oder räuchern mit einer Räuchermischung, um die Nachhaltigkeit der Heilung zu unterstützen.

Der Vorteil von selbstgemachten Salben liegt auf der Hand, denn sie kommt ganz ohne chemische Zusatzstoffe aus. Man weiß genau, was in der Salbe enthalten ist. Und die Herstellung der Salbe ist nicht weiter schwierig.

Wichtig ist vor allen Dingen, dass für die Herstellung der Salbe auf qualitativ hochwertige und naturbelassene Produkte geachtet wird. Die Grundzutaten für eine selbst hergestellte Beinwellsalbe sind:

- 1 Handvoll frische Wurzeln des Beinwells
- 1–2 Wurzeln des Salomonssiegels (Weißwurz)
- hochwertiges Pflanzenöl wie Olivenöl
- ca. 100 ml Bienenwachs (je mehr Bienenwachs genommen wird, desto härter wird die Salbe)
- ca. 100 ml Wollwachs (Lanolin)

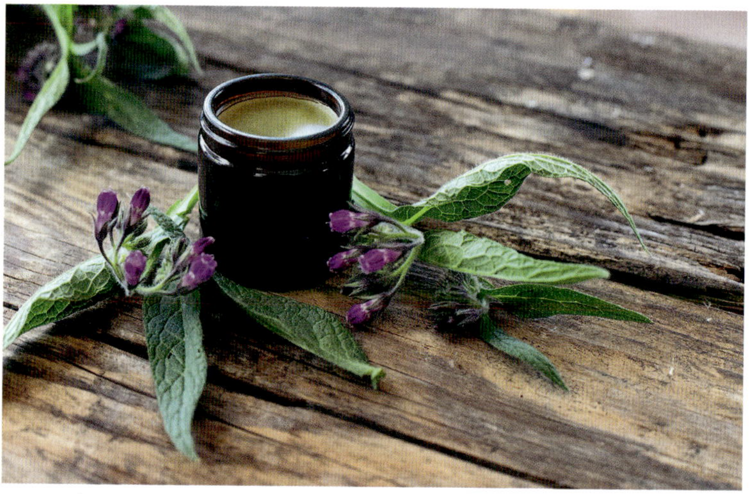

Selbst hergestellte Beinwellsalbe im Salbentöpfchen.
Foto: Sarah Biesinger/istockphoto

HERSTELLUNG BEINWELLÖL

Bevor die Salbe hergestellt werden kann, ist ein Beinwellöl anzusetzen, das ein wenig ziehen muss, damit die Inhaltsstoffe in das Öl übergehen.

Zunächst wird anhaftende Erde von der Beinwellwurzel entfernt und die Wurzel gut unter fließendem Wasser abgebürstet. Danach werden sowohl die Beinwell- als auch die Salomonssiegelwurzeln klein geschnitten, und ein Glas (z.B. Gurken- oder Marmeladenglas von ca. 250 bis 500 Milliliter Fassungsvermögen) wird etwa zu einem Drittel damit gefüllt. Dann ist das Olivenöl bis zum Rand des Glases aufzugießen. Mindestens zwei Wochen muss diese Mischung nun ziehen. Danach ist das Öl abzugießen und in eine Flasche abzufüllen. Zur Herstellung der Beinwellsalbe werden mindestens 100 Milliliter des fertigen Öls benötigt.

HERSTELLUNG BEINWELLSALBE

Von dem Beinwellöl werden mindestens 100 Milliliter in einen Topf gegeben, ebenso das Bienen- und Wollwachs. Dann wird alles zusammen im Topf erwärmt. Sobald alles flüssig ist, wird der Inhalt des Topfes in kleine Salbentöpfchen (Glascremetiegel) oder in kleine Marmeladengläser abgefüllt. Sobald die Masse abgekühlt ist, wird sie fest und kann als Salbe eingesetzt werden.

Nicht unerwähnt soll bleiben, dass in früherer Zeit die Beinwellsalbe statt mit wertvollem Olivenöl und Bienenwachs meist mit Schweineschmalz hergestellt wurde.

Die sogenannten »Knochenbrecher« oder »Knocheneinrenker« haben es früher immer für notwendig erachtet, nach der Behandlung zur Unterstützung der Heilung auch Mittel aus der Natur anzuwenden. In Österreich war es entlang der Karawanken üblich, eine Nachbehandlung mit Räucherwerk durchzuführen. Zu den Kräuterwissenden gehörten eine Salbenfrau, eine Wickelfrau und eine Frau, die Tinkturen herstellte, aber auch eine Räucherfrau. Da es auf dem Land weder einen Arzt noch eine Apotheke gab, wurden diese Frauen gebeten, kranken Menschen zu helfen.

Katharina Pesjak aus Sittersdorf in Südkärnten war mit besonders viel Wissen gesegnet, denn sie hatte all die alten Räucherrezepte – wie es früher üblich war – von ihren Vorfahren überliefert bekommen. Sie hat Leute am Krankenbett besucht und ist oft bis zu dreimal täglich einen langen Weg zu den Patienten gegangen, um ihnen zu helfen. Was sie immer mit dabei hatte, war ihr Räucherschemel. Auf diesen aus Holz gefertigten Schemel konnten die Betroffenen ihre Füße stellen. Durch den großen Auslass in der Mitte gelangte das Räucherwerk aus entsprechenden Kräutern, das unter dem Schemel im Räuchertopf verräuchert wurde, sehr schnell zu den Fußsohlen. Auf diese Weise erfuhren die Kranken eine rasche Linderung ihres Leidens.

Früher war es üblich, die Anwendungen aus der Naturheilkunde intuitiv durchzuführen.

Sehr oft wurde der Räucherschemel auch bei Gelenkbeschwerden aller Art genutzt. Hier wurde Katharina Pesjak meist von den »Knochenbrechern« oder »Knocheneinrenkern« hinzugezogen. Sobald diese ihre Arbeit erledigt hatten, war die Sittersdorferin an der Reihe und räucherte an der betroffenen Person.

Es gab bei dieser Anwendung immer eine Mischung von verschiedenen Zutaten aus der Natur, weil durch die Vielfalt ein höherer Wirkungsgrad erreicht werden konnte. Der Rauch aus den verschiedenen Wurzeln, Harzen, Hölzern, Blättern und Blüten drang in die Fußsohlen ein. Auf den Sohlen ist der ganze Körper des Menschen abgebildet, sodass bei Beschwerden der Gelenke genau jener Punkt, der für diesen Körperteil steht, sehr sensibel ist und den feinstofflichen Rauch sehr schnell aufnimmt und sofort dorthin transportiert, wo Hilfe gebraucht wird. Daher ist diese Methode so effektiv und zugleich ganz einfach anzuwenden.

Bei chronischen Leiden wurde diese Räucherung dreimal am Tag ausgeführt. Der kranke Mensch entschied immer selbst, wann es wieder an der Zeit war, die Räucherung zu wiederholen. Früher war es üblich, die Anwendungen aus der Naturheilkunde intuitiv durchzuführen. Auch die Länge einer Räucherung bestimmte der Betroffene selbst, weil er am besten spüren konnte, wie lange ihm die Behandlung guttat.

In der traditionellen Naturheilkunde werden viele Anwendungen intuitiv durchgeführt.

HERSTELLUNG EINER GELENKMISCHUNG ZUM RÄUCHERN

Um eine effektive Räuchermischung für Gelenkbeschwerden herzustellen, wird eine Vielzahl von Pflanzen genutzt, die jede für sich eine besondere Aufgabe hat. Es sind dies:

BEINWELLWURZEL

Sie enthält medizinisch wirksame Inhaltsstoffe wie Allantoin, Cholin und Schleimstoffe sowie Gerbstoffe wie zum Beispiel Rosmarinsäure.

Beinwellwurzel hilft bei Knochenbrüchen, Verrenkungen, Verstauchungen, Zerrungen, Quetschungen, Arthrose, Gelenk- und Gliederschmerzen sowie Muskelbeschwerden.

WEIDENRINDE

Sie enthält Salicylsäure, Gerbstoffe und Flavonoide. Weidenrinde hilft bei schmerzenden Gelenken und rheumatischen Beschwerden, Arthrose und chronischen Rückenschmerzen.

BRENNNESSEL

Sie enthält Flavonoide, Phytosterole und zahlreiche Mineralstoffe, wie zum Beispiel Kieselsäure, Kalium, Eisen, Carotinoide und Acetylcholin.

Brennnessel hilft bei Gicht, Rheuma, Gelenksleiden, Hexenschuss und Ischias.

RINGELBLUME

Sie enthält medizinisch wertvolle Inhaltsstoffe wie ätherische Öle, Saponine, Schleimstoffe, Flavonoide, Carotinoide und Alpha-Cadinol.

Ringelblume hilft bei Prellungen, rheumatischen Schmerzen, Hexenschuss, Rückenschmerzen und Sehnenscheidenentzündung.

ACKERSCHACHTELHALM

Er enthält Wirkstoffe, die in der Naturheilkunde von Bedeutung sind wie Saponine, ätherische Öle, Kieselsäure und Mineralstoffe.

Ackerschachtelhalm hilft bei Arthrose, Rheuma, Gicht und Gelenkschmerzen.

ARNIKA

Sie enthält heilkundlich wertvolle Inhaltsstoffe wie Bitterstoffe, Flavonoide, ätherische Öle und Cumarine.

Arnika hilft bei schmerzhaften Entzündungen des Bewegungsapparates, rheumatischen Gelenksschmerzen, Rückenschmerzen, Verrenkungen, Quetschungen und Gicht.

WEIHRAUCH

Er enthält Boswelliasäure und ätherisches Öl.

Weihrauch hilft bei allen entzündlichen Krankheiten der Gelenke und bei Rheuma.

KRÄUTERMISCHUNG HERSTELLEN

Die genannten Zutaten werden, falls sie noch feucht sind, zunächst getrocknet. Sodann werden die trockenen Zutaten in einem Mörser zerkleinert. Die Teile dürfen grob bleiben, sie müssen nicht fein gemahlen sein. Dadurch entfalten sie länger ihre Wirkung.

Von Brennnessel, Ringelblume, Ackerschachtelhalm und Arnika wird je eine Handvoll, von Weihrauch, Beinwell und Weide je ein gehäufter Teelöffel zusammengemischt und in ein Glas gegeben. Am besten ist das Glas mit einem Holz- oder Korkdeckel zu verschließen, damit eventuell vorhandene Restfeuchte entweichen kann.

RÄUCHERVORGANG

Das Gefäß, mit dem geräuchert wird, ist entweder bereits mit einem Sieb versehen, oder, wenn dies nicht der Fall ist, wird es mit Räuchersand aufgefüllt. Die Räucherkohle wird entzündet und auf das Sieb oder auf den Sand gelegt.

Der Patient setzt sich auf einen Stuhl, und vor ihm wird der Räucherschemel platziert. Dann wird das fertig gemischte Räucherwerk auf die Kohle gegeben, damit die Zutaten ihre Wirkung entfalten können. Das Räuchergefäß wird unter den Schemel gestellt, und der Patient setzt seine beiden nackten Füße auf den Schemel. Die Fußsohlen nehmen den Rauch auf und leiten ihn an jene Stelle im Körper, die Hilfe benötigt. Sobald es nicht mehr raucht, ist Räucherwerk auf die Kohle nachzulegen. Dieser Räuchervorgang kann beliebig lange dauern. Man richtet sich dabei nach dem Bedürfnis des Patienten.

Bei akuten Beschwerden kann das Räuchern täglich wiederholt werden. Ansonsten reicht es, wenn der Räuchervorgang zwei- bis dreimal in der Woche durchgeführt wird.

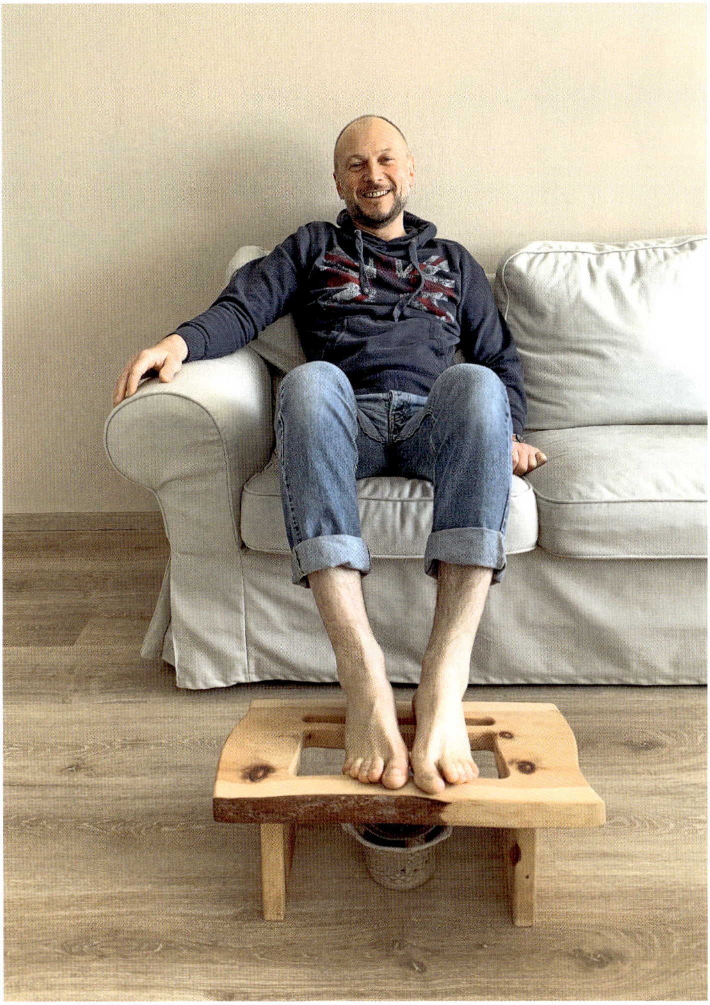

Die Behandlung mit dem Räucherschemel.
Foto: Eva Diana Niederl

Mit der Intelligenz der Finger

9

Die Skribben®-Ausbildung
Von Rolf Bickelhaupt

Die Anwendung der traditionellen Heilmethode des Skribbens ist von jedem, egal ob Laie oder Fachperson, erlernbar. Klaus Karsch hat es bewusst vermieden, aus Skribben so etwas wie ein Heilsystem zu machen, obwohl das von Dritten oftmals so dargestellt wird. Skribben ist immer ein individuelles Tun, das von der Sensibilität der Fingerspitzen des Menschen, der es anwendet, abhängt. Das Gute und Besondere daran ist, dass für das Erlernen dieser Technik keine besonderen Vorkenntnisse benötigt werden.

Damit soll keineswegs zum Ausdruck gebracht werden, dass man alles an eventuell vorhandenen medizinischen und insbesondere anatomischen Kenntnissen vergessen sollte, wenn man sich zur Skribben-Ausbildung anmeldet und sie später dann als Behandler auch anwendet. Natürlich ist es hilfreich, wenn bereits ein gewisses Verständnis für die Anatomie des Menschen, besonders für die »Arbeit an den Gelenken« vorhanden ist. Skribben ist im Wesentlichen ein Behandlungsverfahren, das durch Zusehen und durch Spüren erlernt werden kann. Klaus Karsch nennt diese Ausbildung oftmals ein »Weitergebungssystem«, ganz so, wie das Wissen in früheren Zeiten innerhalb der Familien – meist von Oma oder Opa an den Enkel – weitergegeben wurde. Diese Kenntnisse, die er von den »Knochendoktoren« erworben und die er den heutigen Erfordernissen entsprechend weiterentwickelt hat, wird nun von ihm an interessierte Anwender in zwei Wochenendseminaren weitergegeben. Und dabei ist es für Klaus Karsch schlüssig, gänzlich auf – wie heutzutage oft üblich – digitale Techniken wie Power-Point-Präsentationen zu verzichten. Statt perfekter Theorie »mit ein bisserl Praxis« heißt bei ihm: Theorie ja, aber nur so viel wie nötig. Die Praxis geht vor, denn die Teilnehmer sollen lernen, mit der Methode praktisch umzugehen.

Besonderes Augenmerk während der Ausbildung legt Klaus Karsch auf die Entwicklung der – wie er es ausdrückt – »Intelligenz der Finger« der Seminarteilnehmer. Damit meint er das feinfühlige Erspüren jener Stellen am menschlichen Körper, die die Schmerzen verursachen. Während seiner ethnomedizinischen Wanderung hat er dies am intensivsten von einem Senner gelernt, der, wie er sagt, die Größe eines Gnoms, aber breite Finger hatte und ihm immer wieder sagte: »Du muasst halt luage, wo der Daume hänge bleibt.« Damit meinte er: Dort, wo der Daumen beim Tasten nicht mehr weiter geht, dort ist der Punkt, den es zu bearbeiten gilt.

Es gilt für Klaus Karsch, den Erfahrungsschatz der »Knochendoktoren« zu übernehmen, indem die Finger des künftigen Behandlers genau das dazu notwendige Gefühl entwickeln. Und keine Angst davor: Er hatte bei seinen bisherigen Seminarteilnehmern noch niemanden, der nicht dafür geeignet war. Sicherlich: Es gibt anatomische Strukturen, die einfacher zu ertasten sind, und es gibt Strukturen, da ist es ein bisschen schwieriger. Wichtig ist, dass man beim Ertasten und Erfühlen der Sehnenstrukturen ein Gefühl für den Menschen bekommt, zum Beispiel wie fest man ihn anfassen kann. Solches ist für Klaus Karsch sehr viel wichtiger als die Weitergabe des Wissens in sogenannter wissenschaftlicher Form. Er möchte, dass die Kursteilnehmer am Montag nach einem Seminarwochenende bereits in der Lage sind, das Gelernte auch gleich anzuwenden. Natürlich ist es so – und das gilt für alles erlernte Wissen –, dass man nach einem Jahr praktischer Anwendung versierter ist und ein besseres Gespür bekommen hat. Doch selbst wenn der Anwender das Gefühl hat – so die Feststellungen des Skribben-Spezialisten –, er habe

Skribben ist immer ein individuelles Tun, das von der Sensibilität der Fingerspitzen des Menschen, der es anwendet, abhängt.

einiges falsch gemacht, stehen seine Patienten nach der Behandlung auf und sagen: »Oh, jetzt ist alles besser und lockerer.« Denn es gibt eine große Variationsbreite beim »richtigen Griff«. Insbesondere am Anfang der Skribben-Anwendung – wenn man noch nicht ganz so sattelfest ist – ist es sehr beruhigend, dies zu wissen.

LAIENMETHODE

Letztlich ist Skribben eine Laienmethode, und dies hat Klaus Karsch bei der Art der Wissensweitergabe auch so belassen. Sie zeichnet sich durch Einfachheit und Effektivität aus und wird seit über dreißig Jahren von ihm angewendet und unterrichtet. Wenn er während der Seminare von anatomischen Strukturen spricht, verwendet er keine lateinischen Namen. Das ist für ihn nicht notwendig, zumal sich die Schmerzen ja dadurch nicht verbessern würden. Trotzdem oder gerade deswegen erlernen nicht nur medizinische Laien, sondern auch Ärztekollegen sowie Heilpraktiker, Physiotherapeuten und weitere Fachkräfte diese Technik bei ihm.

Wie läuft eine solche Ausbildung ab? Ich habe selbst an einem der Seminare teilgenommen, die Klaus Karsch zusammen mit seiner Ehefrau Elisabeth Karsch, einer Physiotherapeutin und Fachkraft für Spiraldynamik, durchführt. Zu Beginn erfährt man mit viel pointiertem Witz etwas zur Geschichte und zur Theorie des Skribbens. Keine dreißig Minuten, dann hört der Vortrag auch schon auf. Nach diesem kurzen »Frontalunterricht« geht es dann richtig los: In Zweiergruppen darf geübt werden, die Teilnehmer skribben sich gegenseitig zwei Tage lang an den Armen, Handgelenken, Ellenbogen, der Wirbelsäule usw., was das Zeug hält. Kein Wunder, dass der eine oder andere Seminarteilnehmer bei seiner Skribben-Ausbildung gleich auch noch seine eigenen Wehwehchen los wird.

Die Ausbildung zum Skribben-Anwender, die Klaus und Elisabeth Karsch anbieten, findet u.a. in der Ostallgäuer Gemeinde Irsee, unweit von Kaufbeuren, statt. Unterrichtet wird an zwei Wochenenden mit unterschiedlicher Schwerpunktsetzung (siehe Kasten Seite 135). In Irsee stehen zahlreiche Übernachtungsmöglichkeiten zur Verfügung.

Im Abstand von ein bis zwei Jahren bieten Elisabeth und Klaus Karsch für alle bisherigen Skribben-Absolventen ein Repetitorium an. Mit dem Repetitorium und einem Lizenzvertrag ist es möglich, Skribben auch zu unterrichten.

KOMBINATION MIT SPIRALDYNAMIK® – NACHSORGE

Skribben ist mit anderen Therapieverfahren gut kombinierbar und als Vorbereitung für eine Bewegungsschulung, zum Beispiel im Sinne der Spiraldynamik, hilfreich. Skribben verbindet sich traditionell mit Bewegungsübungen, die eine muskuläre Enspannung und Korrektur von Fehlhaltungen bewirken können. Tipps und Tricks für den Alltag sind wesentlicher Teil des Ausbildungsprogramms.

Während der Skribben-Ausbildung assistiert Elisabeth Karsch nicht nur, sondern sie informiert auch über das Bewegungs- und Therapiekonzept der Spiraldynamik. Warum wurde dies in die Skribben-Ausbildung mit eingebaut, was ist das Besondere an dieser Kombination? Die Spiraldynamik-Fachkraft erklärt: »Beim Skribben steht die Beseitigung akuter Schmerzen im Mittelpunkt der Therapie. Und im Anschluss kann mit der Spiraldynamik der schmerzfreie Zustand durch neu erlernte Bewegungsabläufe erhalten werden. Richtige Bewegungsabläufe sind als Vorsorgemaßnahme für die Erhaltung der Be-weglichkeit sehr hilfreich.«

Doch was ist die »Spiraldynamik« genau? Es handelt sich dabei um ein funktionelles Bewegungskonzept, basierend auf der Spirale als Naturprinzip, das auch im menschlichen Bewegungssystem häufig zu finden ist, sowohl in anatomischen Strukturen (Oberschenkel, Kreuzbänder Knie, Fuß usw.) wie auch in der Dynamik der Bewegungen. Beim Gehen zum Beispiel erfolgt bei jedem Schritt eine Verschraubung des Rumpfes. Ein Bein geht vor, und der gegenüberliegende Arm schwingt vor – dies ist der sogenannte Kreuzgang, eine besondere Eigenheit des Homo sapiens. Über das Verständnis des Spiralprinzips und der anatomischen Gegebenheiten lernen die Ausbildungsteilnehmer, die Haltung zu korrigieren und sich richtig zu bewegen mit dem Ziel, das Gelernte in den Alltag zu integrieren. Spiraldynamik ist wie eine Gebrauchsanleitung für den Körper.

Letztlich ist Skribben eine Laienmethode, und dies hat Klaus Karsch bei der Art der Wissensweitergabe auch so belassen. Sie zeichnet sich durch Einfachheit und Effektivität aus.

Diese »intelligente Bewegungsschulung« ist auch beim Sport, im Yoga oder beim Tanzen nützlich, verfeinert die Technik und sorgt für eine schmerzfreie Langlebigkeit des Bewegungsapparats.

Die Spiraldynamik verbindet anatomisches Wissen und praktische Anwendung und wurde mit dem Förderpreis der Schweizer Stiftung für Naturheilkunde und Erfahrungsmedizin (SNE) ausgezeichnet.

AUSBILDUNG SKRIBBEN®

Grundausbildung in zwei Seminarmodulen (an zwei Wochenenden):

MODUL 1: Skribben – Der Rumpf

MODUL 2: Skribben – Die Extremitäten

Skribben-Repetitorium (im Abstand von ein bis zwei Jahren)

Jeweils am Samstag und Sonntag von 10 bis 17 Uhr (mit Pause)

Die Traditionelle Alpenländische Medizin (TAM)

Von Rolf Bickelhaupt

Als der junge, examinierte Arzt Klaus Karsch in den 1980er Jahren seinen Arztkoffer gegen Rucksack und Wanderschuhe tauschte und die Alpen zu Fuß durchstreifte, um eine andere als jene Medizin zu suchen, die er zuvor studiert hatte, wusste er nicht, was auf ihn zukommen würde. Schon gar nicht, dass sein Wissen über die Technik der manuellen Gelenkmobilisation, die er später Skribben nannte, rund vierzig Jahre danach in einem, in diesem Buch festgehalten würde.

Klaus Karsch wusste seinerzeit auch nicht, dass er während seiner Reise von den »Alpenländlern« noch mehr wertvolles Wissen als jenes der manuellen Gelenkmobilisation kennenlernen würde, das er danach – im Laufe der Zeit – unter dem Begriff »Traditionelle Alpenländische Medizin« (TAM) zusammengefasst hat. Begegnungen mit Lehrmeistern, vielen Kräuterkundigen des Alpenraums, einem kleinen Almer mit riesigen Fingern und breitem Grinsen, waren für ihn dabei äußerst prägend, weil sie für das heutige Verständnis des Arztes eindrucksvoll den Unterschied zwischen wissenschaftlicher Medizin und TAM inklusive Skribben erklären: »Irgendwie wusste der ›Gnom‹ wohl, dass wir Akademiker im doppelten Blindversuch aufgewachsen waren und deshalb ein neues Verständnis brauchten.« Der damals junge Mediziner verstand: »In der Natur ist immer ein Faktor Pi dabei, ein Unendlichkeitsfaktor. Und so gesehen ist Husten – oder welche Krankheit auch immer – bei jedem Menschen immer anders, also nie gleich.«

TAM ist aber auch Brauchtumspflege und steht in keinerlei Konkurrenz zur wissenschaftlichen Medizin, die für Klaus Karsch ihren eigenen berechtigten Raum ausfüllt. Für den Mediziner verlangt TAM einen sehr intuitiven Weg zum Verständnis einer Krankheit. Dazu gehört genaues Beobachten, Empathie, traditionelles Wissen, vor allem aber Witz: »Wichtig ist vor allem zu erkennen, welchen Weg das Böse, sprich die Krankheit, nehmen will, denn es ist der Witz, der die Tür zur Selbsterkenntnis öffnet.«

Ganz besonders hat es ihm dabei das Können der Kräuterkundigen und der Almbäuerinnen zum Thema »Ernährung als Heilmittel« angetan, Nahrung, die immer – angepasst an die individuelle Situation von Gesunden als auch von Kranken – zubereitet wurde. Meist war es die Oma, manchmal auch der Opa, die über Jahrhunderte hinweg die alten Rezepturen, das heißt die Rezepturen der Altvorderen, bewahrt hatten.

Zu TAM gehören aber nicht nur die »Oma- und Oparezepturen«, sondern auch andere Anwendungen, die in den Tälern und auf den Almen der Alpen zur Heilung in Gebrauch waren und teilweise noch immer sind, wie:

- die Hilfestellung durch Pflanzen und Kräuter bei Krankheiten (Essenzen, Räuchermittel, Salben, Tees, Tinkturen, Wickel),
- die energetische Betrachtung von Krankheiten,
- das Aurasehen,
- das Gesundbeten,
- das Handauflegen,
- das Heilen mit dem Wort,
- das Einbeziehen der Natur insbesondere von Kraftplätzen und Heilquellen,
- die heilende Musik (z.B. Stubenmusik).

Für Klaus Karsch umfasst TAM jedoch nicht nur den engen Bereich des Heilens, sondern auch den gesamten Bereich des traditionellen Lebens im Alpenraum wie beispielsweise:

- die Wallfahrten auf definierten Routen,
- die Musik,
- die heiligen Orte, die zu bestimmten Zeiten des Jahres aufgesucht werden,
- traditionelle Feste, die auch im Christentum erhalten blieben, wie Weihnachten, Fastenzeit, Ostern und weitere Kalenderfeste.

Für Klaus Karsch ist »seine« TAM eine Symbiose von Heilmitteln im Besonderen und traditionellem Leben im Allgemeinen, bestehend aus:

- Brauchtumspflege,
- Heilverständnis,
- Pflanzen- und Kräuterwissen,
- Ernährung bei Krankheiten und im Alltag,
- Kinder- und Altenpflege,
- Medizin für Mensch und Tier.

Der Mediziner Klaus Karsch hat angefangen, diesen Schatz an Wissen zu heben, und freut sich über jeden, der bei dieser Schatzsuche im Rahmen der von ihm angebotenen Treffen mitmacht. Dabei ist es nicht wichtig, ob man als Laie, Arzt, Heilpraktiker, Masseur oder anderen Berufes dabei ist. Wichtig ist für ihn, dass wir alle von unseren »Alten« lernen, um für die Bevölkerung adäquate Heilmethoden und Lebensweisen, die in dem Kulturbereich – dort, wo man wohnt und arbeitet – beheimatet sind, zu finden.

»Ich würde mich freuen, wenn die Leserinnen und Leser dieses Buches es als Anregung auffassen, in ihrer lokalen Umgebung – wo auch immer – die dort lebenden Laienheiler aufzusuchen, und zwar nicht nur bei einer Krankheit, sondern um deren Wissen aufzuschreiben. Im Rahmen einer solchen eigenen ›kleinen Forschungsarbeit‹ kann damit das traditionelle Wissen dieser Laienhelfer bewahrt werden, denn diese Heiler, diese ›alten Heilpraktiker‹, laufen Gefahr, bei uns auszusterben.«

Da viele unserer Ärzte heutzutage kaum mehr Zeit für ihre Patienten haben bzw. aufgrund von staatlichen Vorgaben haben dürfen – aber auch wegen des vorherrschenden Ärztemangels –, wäre es nach der Vorstellung des Mediziners Klaus Karsch besonders lohnend und zielführend, die Laienmedizin wieder zu stärken und in die medizinische Versorgung der Bevölkerung mit einzubeziehen. Eine in jedem Stadtteil oder in jeder Gemeinde ansässige Gemeindeschwester – ausgestattet mit dem Wissen der Traditionellen Alpenländischen Medizin oder vergleichbaren Kenntnissen – könnte bei einfacheren Symptomen wie Husten, Heiserkeit und dergleichen erste Anlaufstelle für die Menschen sein und zunächst einmal schauen, ob das Leiden mit bewährten Hausmitteln behandelt werden kann. Natürlich könnte sie auch den Patienten – sofern notwendig – gleich zum Arzt schicken. »Ich habe die Erfahrung gemacht, dass Menschen aus dem Bereich der Laienmedizin sehr bewusst mit ihrer Verantwortung umgehen.« Sicherlich ein überlegenswerter Ansatz.

Danke den Fotografen Hans Kovacs mit Mona Giulini und den Models Christine Schindele und Werner Schmidbauer, die sich zur Verfügung gestellt haben, um die einzelnen Schritte von Skribben darzustellen.

Danke an die Räucherin Annemarie Herzog, Anna Karsch und Helena Karsch sowie an unsere Freundinnen und Freunde, die sich alle bei der Verwirklichung des Buches sehr engagiert haben.

Danke an Elisabeth Karsch für die Mithilfe bei der Ausarbeitung der Texte. Sie hat das Projekt mit viel Geduld und Ausdauer tatkräftig unterstützt.

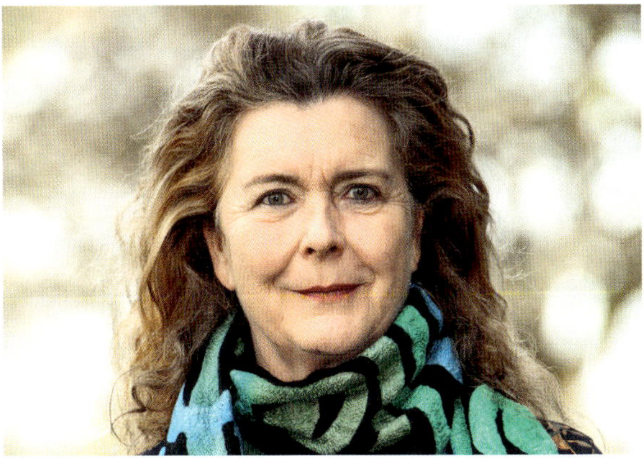

Elisabeth Karsch
Foto: Hans Kovacs

KLAUS KARSCH

Der gebürtige Allgäuer Klaus Karsch (geboren 1946) vereint in seiner Biografie als Arzt wie wohl kaum ein Zweiter viele verschiedene heilkundliche Traditionen. Er ist bodenständig und trat in die Fußstapfen seines Vaters, der schon als Landarzt im Allgäuer Baisweil, in der Nähe von Kaufbeuren, eine Praxis unterhielt. Er ist Schulmediziner, promovierte als Kneipp-Arzt und unterzog sich der Facharztausbildung in Allgemeinmedizin. Gleichzeitig richtet er seinen Blick über die Schulmedizin hinaus. Er wanderte zwei Jahre lang durch die Alpenregion, um u. a. das Wissen der heimischen und in der Bevölkerung hoch geschätzten »Knochendoktoren« zu erforschen. Nach dieser ethnomedizinischen Wanderung machte er die dabei erworbenen Kenntnisse für alle heilkundlich und ärztlich Tätigen nutz- und anwendbar. Auch ließ er sich in alternativen Heilmethoden ausbilden, u. a. in Akupunktur und Traditioneller Chinesischer Medizin (TCM), absolvierte die Ausbildung zum Mayr-Arzt, besuchte Fortbildungen in Homöopathie und erwarb die Zusatzbezeichnungen Naturheilverfahren und Badearzt.

Tel.: +49 (0)8340 245
Internet: www.naturheilpraxis-karsch.de

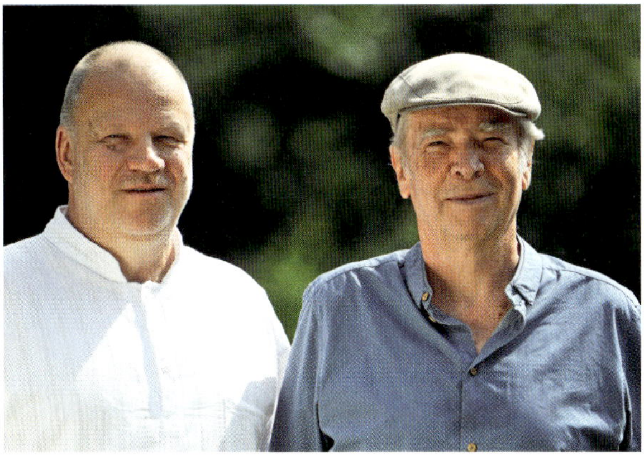

Rolf Bickelhaupt, Klaus Karsch
Foto: Hans Kovacs

ROLF BICKELHAUPT

Der gebürtige Hesse Rolf Bickelhaupt (geboren 1955) studierte an der Hessischen Hochschule für Polizei und Verwaltung (Abschluss Dipl.-Verwaltungswirt FH) und anschließend Arbeits- und Sozialrecht an der Akademie der Arbeit an der Universität Frankfurt/Main. Viele Jahre später kam er vierzigjährig als stellvertretender Personalchef an einem Bayerischen Universitätsklinikum beruflich mit gesundheitlichen Themen in Berührung. Sein Interesse galt aber auch alternativen, ganzheitlichen Techniken sowie der Energiemedizin. Er absolvierte die Ausbildung zum diplomierten Lebenslehrer und begann zusammen mit seiner Partnerin Annemarie Herzog in Klagenfurt, die Messe »gesund & glücklich« zu organisieren, die mittlerweile mit 30 000 Besuchern (2018) als die besucherstärkste Messe ihrer Art im deutschen Sprachraum gilt. Er ist Chefredakteur des Magazins *gesund & glücklich*, mit 20 000 Exemplaren eine der auflagenstärksten Publikationen ihrer Art in Österreich, das auch in Südbayern und in der Schweiz sowie in Südtirol vertrieben wird.

Tel.: +43 (0)664 7376 5521
E-Mail: rolf.bickelhaupt@extra-webspace.com
Internet: www.gesund-und-gluecklich.at

4. Auflage, 2021

AT Verlag AG, Aarau und München
Lektorat: Asta Machat, München
Umschlagbild: Studio Grand Web/stock.adobe.com
Fotos: Wo nicht anders vermerkt, stammen die Fotos aus dem Privatbesitz des Autors.
Grafische Gestaltung und Satz: AT Verlag
Druck und Bindearbeiten: Graspo CZ, a.s.
Printed in Czechia

ISBN 978-3-03902-081-2

www.at-verlag.ch

Der AT Verlag wird vom Bundesamt für Kultur für die Jahre 2021–2024 unterstützt.